U0937823

哲学简体

子曰 著

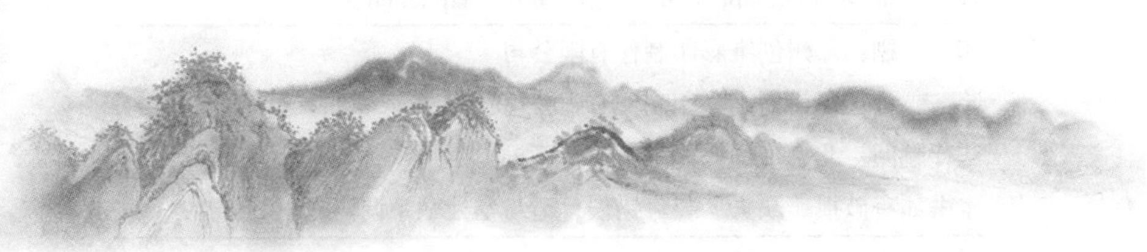

中国文联出版社
http://www.clapnet.cn

图书在版编目（CIP）数据

哲学简体 /子曰著. -- 北京 : 中国文联出版社,2018.7

ISBN 978-7-5190-3835-9

Ⅰ. ①哲… Ⅱ. ①子… Ⅲ. ①哲学—研究—中国Ⅳ. ①B2

中国版本图书馆CIP数据核字(2018)第171532号

哲学简体

作　　者：子　曰

出 版 人：朱　庆

终 审 人：陈宝光　　　　复 审 人：郭　锋

责任编辑：刘　旭　　　　责任校对：傅泉泽

封面设计：薛红冉　　　　责任印制：陈　晨

出版发行：中国文联出版社

地　　址：北京市朝阳区农展馆南里10号，100125

电　　话：010-85923043（咨询）85923000（编务）85923020（邮购）

传　　真：010-85923000（总编室），010-85923020（发行部）

网　　址：http://www.clapnet.cn　　http://www.claplus.cn

E - mail：clap@clapnet.cn　　liux@clapnet.cn

印　　刷：郑州创维彩印制作有限公司

装　　订：郑州创维彩印制作有限公司

法律顾问：北京市德鸿律师事务所王振勇律师

本书如有破损、缺页、装订错误，请与本社联系调换

开　　本：880 × 1230　　1/32

字　　数：113千字　　印 张：6.75

版　　次：2018年7月第1版　　印 次：2018年7月第1次印刷

书　　号：ISBN 978-7-5190-3835-9

定　　价：26.00元

前言

中国哲学的天空，有很多耀眼的思想者，对宇宙和人生进行了独有的思考与实践，为人类文明贡献了丰硕的思想成果，也构建了华夏子孙特有的思维逻辑和精神品格。千百年来，吾人哲思浩瀚，诸子如星，与人类之精神世界、与宇宙之物质世界，其功焯焯、其光熠熠。吾学于世，讳妄自尊大，更忌妄自菲薄，应与时同行，因势而进。但是吾学博杂，诸说繁盛，为明察要义，大观脉络，诚鉴前贤诸说，窃量愚己管见，擅提纲领，妄揣“子意”，梳理道性命三说以为攻略。因为自身学识能力十分有限，却又万分喜爱传统文化，所以书中言语，仅为参考之用，因爱而勇、因情而作，如果能以浅引深、以鄙引卓，进而引人入圣、引人志学，虽愧也慰。

万事万物皆依元（始）亨（通）利（和）贞（正）之法，

以生、长、遂、成之序复始往进。人类文化进程亦略可参此阶序，吾妄分吾文化为有生于行之纪，有长于理之纪，有遂于物之纪，有成于道之纪。生于行之纪为万物于“我”时期（即“人”出现至“我”的意识诞生之前），约为文字符号产生之前过程，属于本能经验、被动选择阶段；长于理之纪为“我”于万物时期，约为“我”的意识诞生至语言文字产生成熟之前，属于本能思考、自我表达阶段；遂于物之纪为“我”交万物时期，约为明物进道过程，属于主动思考、主观作为阶段；成于道之纪为物“我”合一时期，约为有限宇宙自由通达过程，属于物道相通、意念随行阶段。目前，我们人类应处于遂于物之纪。

吾文化之所以源远流长，吾以为原因大致有三：一、封闭稳定之自然环境；二、强大统一之文化基因；三、自我运转之生态系统。所谓封闭稳定者，谓之吾地域北部为草原沙漠天然屏障、西部为山峦叠嶂、东部南部为广阔海洋，中部河流丰富，自然形成一个较封闭稳定的自然环境，适宜共同合作而不需个性冒险的农耕生产。在这个封闭稳定、适宜合作的客观基础上自然有利于一个稳定统一的主观自我表达——文化的产生。所谓强大统一者，谓之吾文明开化早、实践早、受益早，所以既不会主动放弃与改革，也不会轻易被扼杀和淹没；外加以“长期的帝王专制”，强大的文化通过交流（战争、商贸和迁徙等），最终会形成一个比较统一的文化基因、文化思维和文化向往（价值），文化（文明）之源泉一旦喷薄，必将四溢，这既是环境自然之势，又是源泉主动之需，并借以“广袤而封闭的地域、庞大而互动的人口、包容而固执的文习”，将异人异族异文淹没卷入吾文化洪流当中。所谓自我运转者，谓之吾文化很天然巧妙地形成了一个自我“新陈代谢”系统，即不管面对自身和外族或文明或野蛮至多强大，吾人都习惯于先以儒家之弱礼待客，继而以道家之易道苟安，继而以法家之变法图强，继而以墨家之兼爱尚同，最终儒道法墨，又皆归入统一的至高无上的王统或帝道。

吾文化与希腊文化之别在于吾文化为“心”文化，希腊文化为“脑”文化。产生的源头和原因乃为人之初的“地理环境”，具体路径为吾人之初地理环境为“广阔而封闭、平坦而富足”，如此特殊“地理环境”易托人治而重“我”之“感受”，而“感受”易生“情志”而善“悟”，善“悟”者在于“心”，而“心”讲究“意会”，“意会”者善“格局”（方向），“格局”者志于“道”也。希腊人之初地理环境为“狭小而间隔、曲折而险恶”，如此特殊“地理环境”易依自治而重“物”之“功利”，而“功利”易生“理念”而善“思”，善“思”者出于“脑”，而“脑”讲求“思辨”，“思辨”者善“路径”（方法），“路径”

者志于“器”也。吾人之百态、西人之种种，皆源于“心”文化、“脑”文化也。

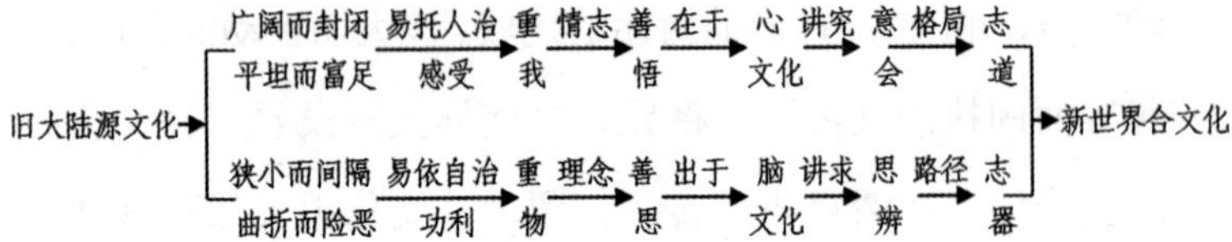

目录

第一卷　道

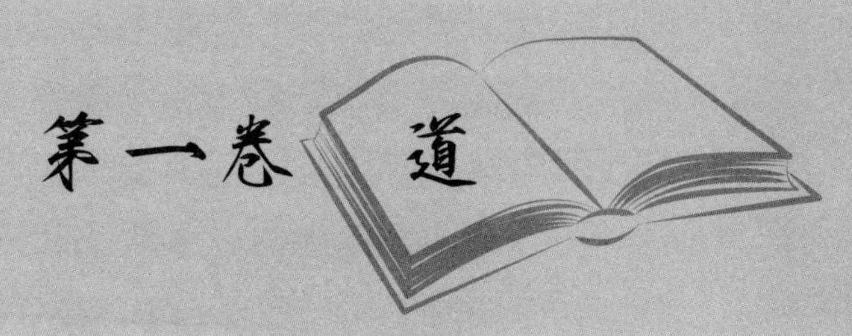

吾人于“道”，论述丰富，哲思繁盛，为吾人于世一大贡献也。今略梳其义，以攻其理；略理其实，以攻其用。

第一部分　道之义论

一、道义概说

欲责其理，当明其义。“道”之义，各“子”不同，在各“子说”当中又以“天道、地道、人道等”杂之，非一以贯之，故此处非以子说为系（子说之具道见第二部分），在于全其“道”之义而已。

“道”之义者，最早可溯至《诗经》，《诗经》以“道”为道路，云：“行道迟迟，中心有违。……周道如砥，其直如矢。……顾瞻周道，中心怛兮。……溯洄从之，道阻且长。”春秋子产以“道”喻事理，云：“天道远，人道迩，非所及也，何以知之？”《国语·越语》以“道”为自然规律，云：“天道皇皇，日月以为常。明者以为法，微者则是行。”《易经》以“道”为万事万物易之总纲，云：“形而上者谓之道，形而下者谓之器。……一阴一阳之谓道。”老子以“道”为万物之本原，万物之终极准则，非物之志，乃自然也，云：“有物混成，先天地生，寂兮寥兮，独立而不改，周行而不殆，可以为天下母，吾不知其名，字之曰道，强为之名曰大（太音）。……道生一，一生二，二生三，三生万物。……人法地，地法天，天法道，道法自然。”庄子以“道”为本体动力，云：“夫道有情有信，无为无形；可传而不可受，可得而不可见；自本自根，未有天地，自古以固存；神鬼神帝，生天生地；在太极之先而不为高，在六极之下而不为深，先天地生而不为久，长于上古而不为老。”（与老子一系）孔子于“道”言及多次，后人亦多解其意，如“吾道一以贯之之方法、道听途说之道路、就有道而正焉之道德、朝闻道之真理以及邦有道邦无道之政清”等诸解，为全“道”义，此处单取孔子之以“道”为道德。盗跖以“道”为操守，云：“盗亦有道。”孙子以“道”为道理，云：“存亡之道……兵者诡道也。”孟子以“道”为原则正义，云：“居天下之广居，立天下之正位，行天下之大道；得志，与民由之；不得志，独行其道。……故士穷不失义，达不离道。穷不失义，故士得己焉；达不离道，故民不失望焉。古之人，得志，泽加于民；不得志，修身见于世。穷则独善其身，达则兼善天下。……得道者多助，失道者寡助。”荀子以“道”为学问（真理），云：“良农不为水旱不耕，良贾不为折阅不市，士君子不为贫穷怠乎道。”邹衍以“道”为阴阳，谓之变化。韩非子以“道”为总理，云：“道者，万物之所然也，万理之所稽也。理者，成物之文也；道者，万物之所以成也。故曰：道，理之者也……万物各异理，而道尽稽万物之理。”董仲舒以利君、父、夫之“仁义”为“道”，侫为“正其谊不谋其利，明其道不谋其功”。王充以“道”为道理，云：“天道无为，故春不为生，而夏不为长，秋不为成，冬不为藏。”宋明理学以“道”为理（抽象至上准则），至王阳明更具体为心即道，良知即道（良知乃心之本体）。宋张横渠以“道”为气变化之历程。明清王船山以“道”为规律，云：“道者，物所众著而共由者也。物之所著，惟其有可见之实也；物之所由，惟其有可循之恒也。”主张器不离道，道外无器（王船山道器之论丰富而卓越）。戴东原以“道”为气化，云：“道，犹行也；气化流行，生生不息，是故谓之道。……一阴一阳，流行不已，夫是之谓道而已。”言宇宙只是气化流行之历程而已（东原主人道源性，而性法天道）。

二、诸学宗要

1. 吾学之格

吾诸子虽有百家之言，然实乃文化同源（最终源于实践，实践为根，文化为叶；实践为体，文化为用；实践为内，文化为外；实践为质，文化为形）。不论是小学之《六艺》，或大学之《六经》（时之王官之学），亦或诸多散佚不传之文，都已深深浸润到这片华夏大地之中，形成独有的文化磁场；同时更是深深铭刻到华夏子孙的血脉筋络之中，遗传而不晓、日用而不知。吾地域与吾人与吾文，相生相成，相进相发，相得益彰，终成中国文明，熠熠闪烁于人类世界。吾人文生于斯、长于斯、立于斯，诸学繁盛，派别林立。然分而思之，合而纳之，吾以为吾文化不外三宗：一曰志天之学，二曰志世之学，三曰志心之学，而已。所谓志天之学者，思万物之道也，其代表之学有道家（阴阳家实出于道家）；所谓志世之学者，践人世之道也，其代表之学有儒、墨、法、农、名、纵横家、杂家、小说家等除道家之外诸家；所谓志心之学者，觉悟生命之道也，其代表之学为禅宗也（中国化禅宗实乃吾传统文化与印度佛教之汇聚融创之物）。

学派之论虽有志天、志世、志心之分，然万不可有割裂之守，分之为名，意在于合，旨在于践。志天之学或可及世、志世之学亦有涉天之语，志天志世亦相参于心，不可以孤天、绝世、单心之机械观视之，其分之要在于是以“天、世、心”为体？还是以“天、世、心”为用。

2. 吾学之局

吾学之格分为志道之学，志世之学，志心之学；格学之局唯老子、孔子、墨子、韩非子以及禅宗大德而已，因为此四子并禅宗大德所建道、儒、墨、法、禅乃天下之屋也，其后诸子诸生，皆不过营一砖一瓦尔。尤其自汉独尊儒术以来，至清近两千年不过在义理考据儒一家之言而已。

禅宗之道为志心之学专章，此处不再赘述。

3. 吾学之体

体者，学问之架构也。学问之有体，如人之有骨；骨健则人强，体健则学优。优学之体有道、哲思、物行、事行、法（逻辑）等五位一体。道者谓之学问之宗旨，乃逻辑终点也；哲思者谓之学问之立意，乃逻辑起点也；事物合一，物者事也，事者物也，因人而合。物因人而生事，事因人而生物。人志于物者为物行，人经于物志于人者为事行；法者人之思维、学问之逻辑也。

4. 人文道理

人以文明，文以人进。人以文明者，因文以载道，文以修心，文以传神，文动手足；文以人进者，因道立人性，性达人情，情生人行，行成世事。文以载道，道以文名；

文以修心，故道立其性；文以传神，故性达其情；文动手足，故情生其行。

人本志道，道终达人。人本志道，思之成经，行之成验；经验为标，与时为新；新以进道，道进物明，物明人亦明；思行合一，经验无二；经之为文，验之为言，文言载道；经出于人思，验出于人行；思行在道，经验明道；经之以文，验之以言，文言之优，在于与道之合；文言之道，在于物之正进；经验明道，故文言载道；经验源人，故道以达人，达人者道性情行也。道者乃万事万物生长遂成之力也，物道合一，物载道生，道性情行乃万事万物生长遂成之机理也。性者乃事物之质能也，有中正、刚、柔之分；中正者谓之有无一（没有制式）无自之质故有可一可自之能；刚者谓之有主动之质故有领导之能；柔者谓之有被动之质故有随易之能。情者乃事物之反应也，有圆融、动静之别；圆融之情谓之通达动静；动之情谓之反出于心而应达于物，终之于动；静之情谓之反出于物而应达于心，归之于静。行者乃事物之动也，有合（道）违（道）之异，合道则终生，违道则终亡。道生性、性生情、情生行，行者，世事也。

今论吾学之宗要，在于依格布局；格局之内，在于量体裁理。

5. 志天之学——老子之道家

（出身经历：老子生平事迹，已不可考，史记记载老子为春秋楚国人，姓李名耳字聃，周收藏室之史。政治背景：国家滋昏，法令滋彰。社会背景：民之弥贫，民之轻死，兵祸连年，盗贼多有）

总说：其说者创立宇宙本源之道论，哲启吾人特有“自然无为”之意境、变化辩证之思维，首开吾人文化中名实之问题。其人者实为吾人哲学家之第一人，吾以为乃哲人（思想者）也。

其道（逻辑终点）：道天下。云：“故道大，天大，地大，人亦大。域中有四大，而人居其一焉。人法地，地法天，天法道，道法自然。”

其性：刚柔并济。中正通化之质，经物达道之能。

其情：动静通达。察微理奥之反心，无为顺达之应物。

其行：自然（顺道而为）。

——其哲思（逻辑起点）：道（立足于万物）。道，言道为天地万物之本源。老子云：“有物混成，先天地生，寂兮廖兮，独立而不改，周行而不殆，可以为天下母。吾不知其名，字之曰道，强为之名曰大（太音）。大曰逝，逝曰远，远曰反。”物象精信。老子云：“道之为物，惟恍惟惚。惚兮恍兮，其中有象；恍兮惚兮，其中有物；窈兮冥兮，其中有精；其精甚真，其中有信。……道冲，而用之或不盈，渊兮似万物之宗。挫其锐，解其纷，和其光，同其尘，湛兮其若存。吾不知谁之子，象帝之先。”

——其物行：**道与天地人：**域中四大。老子分天地间有四大领域，即人事之领域（活动关系之境）、地球之领域（生存生命之境）、宇宙之领域（仰望不及）、本源之领域（人事地球宇宙即万物的最终内原），人事之运行规律要受地球运行规律之约制，地球之运行规律要受宇宙运行规律之约制，宇宙之运行规律要受道之运行规律约制，而道之运行规律是自然之态也（前三个“法”字既有规律法则之意，又有约束限制遵照之意；而后一个“法”字就指道的运行规律法则状态之意，无约束限制遵照之意），所以老子说：“故道大，天大，地大，人亦大。域中有四大，而人居其一焉。人法地，地法天，天法道，道法自然。……道生一，一生二，二生三，三生万物。万物负阴而抱阳，冲气以为和。”

——其事行：

为政者，**其社会理想：**小国寡民，相安无事，不以兵强天下。老子曰：“小国寡民。使有什伯之器而不用；使民重死而不远徙；虽有舟舆，无所乘之；虽有甲兵，无所陈之。使人复结绳而用之。至治之极。甘其食，美其服，安其居，乐其俗，邻国相望，鸡犬之声相闻，民至老死不相往来。……以道佐人主者，不以兵强天下，其事好还。师之所处，荆棘生焉。大军之后，必有凶年。善有果而已，不敢以取强。果而勿矜，果而勿伐，果而勿骄，果而不得已，果而勿强。物壮则老，是谓不道，不道早已。……夫兵者，不祥之器，物或恶之，故有道者不处。君子居则贵左，用兵则贵右。兵者不祥之器，非君子之器，不得已而用之，恬淡为上，胜而不美，而美之者，是乐杀人。夫乐杀人者，则不可得志于天下矣。吉事尚左，凶事尚右。偏将军居左，上将军居右。言以丧礼处之。杀人之众，以悲哀莅之，战胜以丧礼处之。”**其政治主张：**圣人常无心，以百姓之心为心。云：“圣人常无心，以百姓之心为心善者，吾善之；不善者，吾亦善之，德善。信者，吾信之；不信者，吾亦信之，德信。圣人在天下，歙歙焉为天下浑其心，百姓皆注其耳目，圣人皆孩之。”其政治措施：无为而治，因为“大道废，有仁义；智慧出，有大伪；六亲不和，有孝慈；国家昏乱，有忠臣”，所以云：“是以圣人之治，虚其心，实其腹，弱其志，强其骨。常使民无知无欲，使夫智者不敢为也。为无为，则无不治。……圣人处无为之事，行不言之教。万物作焉而不辞，生而不有，为而不恃，功成而弗居。夫唯弗居，是以不去。”不尚贤、不贵货、不见欲，云：“不尚贤，使民不争；不贵难得之货，使民不为盗；不见可欲，使民心不乱。……道常无为而无不为。侯王若能守之，万物将自化。化而欲作，吾将镇之以无名之朴，镇之以无名之朴，夫将不欲。不欲以静，天下将自定。绝智弃辩……绝伪弃诈……绝巧弃利……见素抱朴，少私寡欲。……其政闷闷，其民谆谆；其政察察，其民缺缺。”总之“以正治国，以奇用兵，以无事取天下。吾何以知其然哉？以此：天下多忌讳，而民弥贫；人多利器，国家滋昏；人多伎巧，奇物滋起；法令滋彰，盗贼多有。故圣人云：我无为，而民自化；我好静，而民自正；我无事，而民自富；我无欲，而民自朴”。最终使民“太上，不知有之；其次，亲而誉之；其次，畏之；其次，侮之。信不足焉，有不信焉。悠兮其贵言。功成事遂，百姓皆谓我自然”。其政治保障：重民，云：“民不畏威，则大威至。……民不畏死，奈何以死惧之？若使民常畏死，而为奇者，吾得执而杀之，孰敢？……民之饥，以其上食税之多，是以饥。民之难治，以其上之有为，是以难治。民之轻死，以其上求生之厚，是以轻死。”天下不可人为之治，云：“将欲取天下而为之，吾见其不得已。天下神器，不可为也，不可执也。为者败之，执者失之。”是以侯王得一（道）守道（一）、圣人执一，云：“侯王得一以为天下正。……侯王无以正，将恐蹶。……道常无名、朴、虽小，天下莫能臣，侯王若能守之，万物将自宾。天地相合，以降甘露，民莫之令而自均。……是以圣人执一为天下式。不自见，故明；

不自是，故彰；不自伐，故有功；不自矜，故长。……故善人者，不善人之师；不善人者，善人之资。不贵其师，不爱其资，虽智大迷，是谓要妙。”

为人者，重修身于常明，意在于自知自胜，强调“见素抱朴，少私寡欲。……复命曰常，知常曰明。……知人者智，自知者明。胜人者有力，自胜者强。”同时以为君子务本，以道为本（古之善为士者，微妙玄通，深不可识。……保此道者不欲盈，夫唯不盈，故能蔽不新成。……是以君子终日行不离辎重。虽有荣观，燕处超然）。

其人生境界：复命知常。老子曰：“致虚极，守静笃；万物并作，吾以观复。夫物芸芸，各复归其根。归根曰静，静曰复命。复命曰常，知常曰明。不知常，妄作凶。知常容，容乃公，公乃全，全乃天，天乃道，道乃久，没身不殆。”**其人生态度：**上善若水，行无为事，谋于未兆，柔弱胜刚强，慈俭不敢为天下先。上善若水，老子曰：“上善若水。水善利万物而不争，处众人之所恶，故几于道。居，善地；心，善渊；与，善仁；言，善信；政，善治；事，善能；动，善时。夫唯不争，故无尤。”行无为事，老子曰：“为无为，事无事，味无味。大小多少。报怨以德。图难于其易，为大于其细；天下难事，必作于易；天下大事，必作于细。是以圣人终不为大，故能成其大。夫轻诺必寡信，多易必多难。是以圣人犹难之，故终无难矣。”谋于未兆，老子曰：“其安易持，其未兆易谋；其脆易泮，其微易散。为之于未有，治之于未乱。合抱之木，生于毫末；九层之台，起于累土；千里之行，始于足下。”柔弱胜刚强，老子曰：“人之生也柔弱，其死也坚强。草木之生也柔脆，其死也枯槁。故坚强者死之徒，柔弱者生之徒。是以兵强则灭，木强则折。强大处下，柔弱处上。……天下莫柔弱于水，而攻坚强者莫之能胜，以其无以易之。弱之胜强，柔之胜刚，天下莫不知，莫能行。”慈俭不敢为天下先，老子曰：“我有三宝，持而保之：一曰慈，二曰俭，三曰不敢为天下先。慈故能勇；俭故能广；不敢为天下先，故能成器长。今舍慈且勇；舍俭且广；舍后且先；死矣！夫慈，以战则胜，以守则固。天将救之，以慈卫之。”**其处事哲学：**知足不争，自意无道，宠辱无惊，相反相成。知足不争，知足者常足，不争者天下莫与之争。老子曰：“祸莫大于不知足；咎莫大于欲得。故知足之足，常足矣。……持而盈之，不如其已；揣而锐之，不可长保。金玉满堂，莫之能守；富贵而骄，自遗其咎。功成身退，天之道也。……曲则全，枉则直，洼则盈，敝则新，少则得，多则惑。是以圣人执一为天下式。不自见，故明；不自是，故彰，不自伐，故有功；不自矜，故长。夫唯不争，故天下莫能与之争。古之所谓‘曲则全’者，岂虚言哉？诚全而归之。”自意无道，道法自然而毋自，云：“企者不立，跨者不行；自见者不明；自是者不彰；自伐者无功；自矜者不长。其在道也，曰余食赘形。物或恶之，故有道者不处。”宠辱无惊，因有得失之志，云：“宠辱若惊，贵大患若身。何谓宠辱若惊？宠为下，得之若惊，失之若惊，是谓宠辱若惊。何谓贵大患若身？吾所以有大患者，为吾有身，及吾无身，吾有何患？故贵以身为天下，若可寄天下；爱以身为天下，若可托天下。”相反相成，知一而二，知二而一，成之于三，三生万物，老子云：“知其雄，守其雌，为天下溪。为天下溪，常德不离，复归于婴儿。知其白，守其黑，为天下式。为天下式，常德不忒，复归于无极。知其荣，守其辱，为天下谷。为天下谷，常德乃足，复归于朴。朴散则为器，圣人用之则为官长。故大制不割。……将欲歙之，必固张之；将欲弱之，必固强之；将欲废之，必固兴之；将欲取之，必固与之。是谓微明，柔弱胜刚强。鱼不可脱于渊，国之利器不可以示人。”其圣人观谓之“绝圣弃智”。

——其法（逻辑）者：道之运，其理为清，即“道生一，一生二，二生三，三生万物。万物负阴而抱阳，冲气以为和。”其势为奥，老子云：“视之不见名曰夷，听之不闻名曰希，博之不得名曰微。此三者不可致诘，故混而为一。其上不皦，其下不昧，绳绳兮不可名，复归于无物。是谓无状之状，无物之象，是谓惚恍。迎之不见其首，随之不见其后；执古之道，以御今之有。能知古始，是谓道纪。……反者道之动，弱者道之用。天下万物生于有，有生于无。……明道若昧，进道若退，夷道若纇。上德若谷；大白若辱；广德若不足；建德若偷；质真若渝。大方无隅；大器晚成；大音希声；大象无形；道隐无名。夫唯道，善贷且成。……天下之至柔，驰骋天下之至坚。无有入无间，吾是以知无为之有益。不言之教，无为之益，天下希及之。……大成若缺，其用不弊。大盈若冲，其用不穷。大直若屈，大巧若拙，大辩若讷。静胜躁，寒胜热。清静为天下正。”

6. 志世之学

（1）孔子之儒家

（出身经历：春秋鲁国人，历史记载出生于公元前551年，先祖为殷商王室，有说为商朝开国君主商汤。周时受封于宋国，六世祖孔父嘉为宋国大司马，遇难，其子木金父逃难到鲁；至其父叔梁纥时仕鲁陬邑宰，以勇力著称；其母颜征在；孔子三岁丧父，十七岁丧母，十九岁到宋国学习殷商之礼以改变命运，谋生，终精通小学之六艺，学有所成，谋仕，回鲁受聘于季氏委吏、乘田之职，并志大学之六经，谋道；三十而立，辞官创办私学，三十四岁往周求学于老子，归鲁后因“八佾舞于庭”而得罪三桓，三十五岁流亡国外，三十七岁回鲁，专心致力于授徒讲学，教之以技艺之六艺与学问之六经，以人弘道；四十岁对事物“叩其两端而竭焉”、以理判断之不惑（不因情绪而惑）；五十岁洞察客观条件之天命，五十一岁因鲁国阳货之难而出仕，官至大司寇，五十五岁因齐国忧鲁国强大用“美色”离间时之大司寇孔子与鲁国君及三桓，君与三桓皆远之，无奈孔子再次出走国外；六十岁入毁誉由己而非人之耳顺之境，六十八岁回鲁国述而传学，七十岁叹道之衰，七十三岁圣哲归去。政治背景：王道衰微，诸侯起伏，礼崩乐坏，性思开化。社会背景：邪说暴行（臣弑君、子弑父），处士横议（天下有道，则庶人不议，之大变革时代）

总说：其说者修专治之礼刃于帝王，启伦理之基因于吾性，遗护法之时钵于犬儒；其人者倡敬鬼神而向务人事之智跃（吾以为周公乃首开者，周公监于二代将敬神庆典之礼转化成治国人伦之礼，主张敬天保民、敬德保民之民事思想。然周公非单以礼（典）治国，还有“政典、事典、刑典、教典、治典”，孔子以《礼典》盖周之诸事也），化民教、理文明之先哲，开百家争鸣之时代创独立学者之先锋，吾以为乃学者也。

其道（逻辑终点）：王天下。所谓王天下者，仁德之政也，云：“远人不服，则修文德以来之。既来之，则安之。……天下有道，则礼乐征伐自天子出；天下无道，则礼乐征伐自诸侯出。……如有王者，必世而后仁。……道之以政，齐之以刑，民免而无耻；道之以德，齐之以礼，有耻且格。”孔子立仁爱于等级森严之周礼之中，云：“郁郁乎文哉，吾从周。……如有用我者，吾其为东周乎。”仁者，即在“二人”（仁者从人从二，即社会）当中强调以“克己”之自律，以“爱”之情怀对待他人，以实现人之为人之自我道德觉醒，云：“子曰：苟志于仁矣，无恶也。……君子无终食之间违仁，造次必于是，颠沛必于是。……孔子曰：能行五者于天下，为仁矣。请问之。曰：恭宽信敏惠，恭则不侮，宽则得众，信则人任焉，敏则有功，惠则足以使人。”同时以人初之孝悌者，为仁之本，要求君子首先要“做人”，所以要务本，云：“其为人也孝弟，而好犯上者鲜矣；不好犯上，而好作乱者，未之有也。君子务本，本立而道生，孝弟也者，其为人之本与？”

其性：主刚。显明外达（主动）之质，以天下为己任（领导）之能。

其情：能动。敏事善思之反心，乐观通达之应物。

其行：礼。行者事物之动也，所谓礼之行即据名分循规范而动，运化于人即依礼而行。儒家之情在于动（发情），动之情其行必以礼（而中节）。

——其哲思（逻辑起点）：君子（立足于成德人格）。孔子为国人塑造了独有之精神品格追求——君子，为何要树立“君子”之人格？孔子似乎并无太多论述，其说大多集中于“何为君子？如何为君子？”方面，然吾以为凭“君子务本（孝悌），本立而道生”一语或可知其因由，即君子要务本（唯有君子方能务孝悌之本），且唯有本立而后方有“为人之道、为臣之道、为诸侯之道、为天子之道”生。君子之立，王道乃生，天下为治，故为逻辑起点。

——其物行：孔子以“易”为万物之化，主张“易有太极，是生两仪，两仪生四象，四象生八卦。八卦定吉凶，吉凶生大业”。万物万象，皆有正反，遂立阴阳，易而生动。始为太极，阴阳未分之体也，此为宇宙本道。本道运以阴阳之精气相感和合而生万物，以为“天地氤氲，万物化醇，男女构精，万物化生。……二气感应以相与……天地感而万物化生。山泽通气，然后能变化，即成万物也”。

——其事行：

为政者，其社会理想：期大同德盛之社会，“大道之行也，天下为公，选贤与能，讲信修睦。故人不独亲其亲，不独子其子；使老有所终，壮有所用，幼有所长，矜寡孤独废疾者皆有所养。男有分，女有归。货，恶其弃于地也，不必藏于己；力，恶其不出于身也，不必为己。是故谋闭而不兴，盗窃乱贼而不作，故外户而不闭。是谓大同”。**其政治主张：**为政以德，礼仪天下，复周大一统之王道（然虽向王道，却资帝国）。云：“周监于二代，郁郁乎文哉，吾从周。……如有用我者，吾其为东周乎。……为政以德，譬如北辰。居其所，而众星共之。……慎终追远。民德归厚矣。……道之以政，齐之以刑，民免而无耻；道之以德，齐之以礼，有耻且格。”**其政治措施：**正名与复礼。正名者，意在明责，即在人与人（仁亲之中）社会交往中根据各自身份明确所对应的职责，云：“名不正，则言不顺。言不顺，则事不成。事不成，则礼乐不兴。礼乐不兴，则刑罚不中。刑罚不中，则民无所措手足。故君子名之必可言也，言之必可行也。君子于其言，无所苟而已矣。……齐景公问政于孔子。孔子对曰：君君臣臣、父父子子。”复礼者，复周之尊尊等级之礼、复周之亲亲宗法之礼也。名定而后以礼责之。云：“兴于诗，立于礼，成于乐。……克己复礼为仁……非礼勿视，非礼勿听，非礼勿言，非礼勿动。……子曰：恭而无礼，则劳；慎而无礼，则葸；勇而无礼，则乱；直而无礼，则绞；君子笃于亲，则民兴于仁；故旧不遗，则民不偷。……子曰：上好礼，则民易使也。……礼之用，和为贵。”同时言礼之本在于要出于心且用于（时）实，云：

“林放问礼之本。子曰：‘大哉问！礼，与其奢也，宁俭；丧，与其易也，宁戚。’”**其政治保障：**重教化，轻刑罚，使民也义。云：“不教而杀谓之虐。……既庶哉……富之……教之。道之以政，齐之以刑，民免而无耻。道之以德，齐之以礼，有耻且格。……临之以庄，则敬；孝慈，则忠；举善而教不能，则劝。……有君子之道四焉。其行已也恭，其事上也敬，其养民也惠，其使民也义。”行忠礼之治，正己之道，云：“君使臣以礼，臣事君以忠。……其身正，不令而行；其身不正，虽令不从。”

为人者，重修身于学思，意在于自觉自化，强调“格物致知正心诚意、见贤思齐焉见不贤而内自省也、吾日三省吾身、学而不思则罔思而不学则殆”。同时以为君子务本，以孝悌为本（孝弟也者，其为仁之本与？）。**其人生境界：**富有强烈使命感与责任感，以天下为己任，云：“知其不可而为之。……天下有道，丘不与易也。……造次必于是，颠沛必于是。……”曾子曰：“士不可以不弘毅，任重而道远。仁以为己任，不亦重乎？死而后已，不亦远乎？……临大节而不可夺也，君子人与？君子人也。……君子思不出其位。”……君子之过也，如日月之食焉；过也，人皆见之；更也，人皆仰之。……三军可夺帅也，匹夫不可夺志也。”**其人生态度：**乐观通达，乐观者云：“发愤忘食，乐以忘忧，不知老之将至云尔。……

饭疏食饮水，曲肱而枕之，乐亦在其中矣。不义而富且贵，于我如浮云。”通达者云：“可与共学，未可与适道；可与适道，未可与立；可与立，未可与权。……不怨天，不尤人，下学而上达，知我者其天乎。……从心所欲不逾矩。”**其人格目标：**成为君子（即成德之人格），云：“君子道者三，我无能焉；仁者不忧，知者不惑，勇者不惧。……君子怀德，小人怀土；君子怀刑，小人怀惠。……己欲立而立人，己欲达而达人。……己所不欲勿施于人。……君子喻于义，小人喻于利。……君子而不仁者有矣夫，未有小人而仁者也。……（君子）修己以敬，修己以安人，修己以安百姓。……君子和而不同，小人同而不和。……君子义以为质，礼以行之，孙以出之，信以成之，君子哉。……孔子曰：君子有九思，视思明，听思聪，色思温，貌思恭，言思忠，事思敬，疑思问，忿思难，见得思义。”成德在学，学以致用（沽之哉，沽之哉！我待贾者也……吾岂匏瓜也哉？焉能系而不食？）、学以致道（君子谋道不谋食、君子忧道不忧贫）、学以致德（见贤思齐焉，见不贤而内自省也）、学以致圣（如有博施于民而能济众，何如？可谓仁乎？子曰：何事于仁必也圣乎。……久矣，吾不复梦见周公）。**其处事哲学：**中庸之道，以合道之法，庸于事物，即中正平和，通权达变，云：“尧曰：‘咨，尔舜！天之历数在尔躬，允执其中。……子贡问：‘师与商也孰贤？’子曰：‘师也过，商也不及。’曰：‘然则师愈与？’子曰：‘过犹不及。’”故“子绝四：毋意、毋必、毋固、毋我。”何为中庸？如“乐而不淫，哀而不伤”、如“质胜文则野，文胜质则史。文质彬彬，然后君子”、如“子曰：吾有知乎哉？无知也。有鄙夫问于我，空空如也。我叩其两端而竭焉”。（我什么都懂吗？不是这样的，我只不过掌握了获得新知的方法罢了。例如，即使一个见识不多的人来问我一个问题，我也可能一无所知的，但就他的问题我会正反两端详细推敲，然后找到答案。吾以为傅佩荣、赵又春先生的翻译极精准，所以参考录此）而找到的这个“答案”我以为就是“中”。其人生智慧：识时务，重道轻节，云：“用之则行，舍之则藏。……未能事人，焉能事鬼。……天下有道则见，无道则隐。……邦有道则仕，邦无道则卷而怀之。……邦有道危言危行，邦无道危行言孙。……邦有道则知，邦无道则愚，其知可及也，其愚不可及也。……有文事者必有武备。……言必信，行必果，硁硁然小人哉。……可与共学，未可与适道；可与适道未可与立；可与立未可与权。……七十而从心所欲不逾矩。”**其个人气质：**温良恭俭让。其个人素质：恭宽信敏惠。其圣人观：期待圣人。孔子于圣人谓之很难达到，修己以敬可谓君子，进而修己以安人可谓仁者，进而修己以安百姓可谓圣人也，如“子贡曰：‘如有博施于民而能济众，何如？可谓仁乎？’子曰：‘何事于仁！必也圣乎！尧舜其犹病诸！’”

——其法（逻辑）者：辩证思考、周察推物。辩证思考者云：“吾有知乎哉？无知也。有鄙夫问于我，空空如也。我叩其两端而竭焉。”周察推物者云：“赐也，汝以予为多学，而识之者与？对曰：然，非与？曰：非也，予一以贯之。……子曰：参乎吾道，一以贯之。……曾子曰：夫子之道，忠恕而已矣。”即闻一知十，举一反三之推论也（参章太炎之“心能度物曰恕，周以察物曰忠”。胡适“忠恕即恕，以为推论”意）。

（2）墨子之墨家

（出身经历：墨子名翟，生平已无确证，大众所持墨子生活年代为春秋战国之际，大约孔子逝后，孟子生前，出身低微，意坚智绝；国籍或鲁或宋或楚。政治背景：昏上乱下，攻繁掠荡。社会背景：伦理乱常，民不聊生）

总说：其说者哲思高远，始重人权，兆平等博爱于天下；知识丰富，首志科学，端物理实验于物道。其人者思利天下，意志苦绝，习物科学，能工巧匠。吾以为乃实践家。

其道（逻辑终点）：爱天下。墨子言曰：“仁人之所以为事者，必兴天下之利，除去天下之害，以此为事者也。……今天下之士君子，忠实欲天下之富，而恶其贫；欲天下之治，而恶其乱，当兼相爱、交相利。此圣王之法，天下之治道也，不可不务为也。……故兼者，圣王之道也，王公大人之所以安也，万民衣食之所以足也，故君子莫若审兼而务行之。为人君必惠，为人臣必忠；为人父必慈，为人子必孝，为人兄必友，为人弟必悌。故君子莫若欲为惠君、忠臣、慈父、孝子、友兄、悌弟，当若兼之，不可不行也，此圣王之道，而万民之大利也。”

其性：主刚。显明外达（主动）之质，利大众平等互爱（领导）之能。

其情：能动。博爱巧智之反心，力行苦绝之应物（意志苦绝之反心，死不旋踵之应物）。

其行：兼爱。

——其哲思（逻辑起点）：天志鬼神（立足于天帝鬼神）。墨子以为天下之乱，皆源于不明天意，不惧鬼神，曰：“天下之所以乱者，其说将何哉？则是天下士君子，皆明于小而不明于大。何以知其明于小而不明于大也？以其不明于天之意也。……不明乎鬼神之能赏贤而罚暴也。”所以做任何事情，要“戒之！慎之！必为天之所欲，而去天之所恶。……今若使天下之人，偕若信鬼神之能赏贤而罚暴也，则夫天下岂乱哉。”由此而主兼爱（交利）非攻，治尚同，行尚贤、节葬、节用、非乐、非命之举措。

——其物行：墨子之物学以及认识论等论述言简义丰，吾能之不及，不足以尽其意、明其理、达其义，故不录于此，相关论述可参谭戒甫《墨经分类译注》等论著（墨子相关物行之言论集中在《墨子·经上》《墨子·经下》《墨子·经说上》《墨子·经说下》《墨子·大取》《墨子·小取》等篇章）。

——其事行：**为政者，其社会理想：**墨子社会理想为兼爱（交利）非攻之平等博爱和谐社会。在这个社会当中，“国与国不相攻，家与家不相乱，盗贼亡有，君臣父子皆能孝慈，若此……为人君必惠，为人臣必忠；为人父必慈，为人子必孝，为人兄必友，为人弟必悌”。**其政治主张：**尚同。何以尚同？云：“古者民始生，未有刑政之时，盖其语，人异义。是以一人则一义，二人则二义，十人则十义。其人兹众，其所谓义者亦兹众。是以人是其义，以非人之义，故交相非也。是以内者父子兄弟作，离散不能相和合；天下之百姓，皆以水火毒药相亏害。至有余力，不能以相劳；腐朽余财，不以相分；隐匿良道，不以相教。天下之乱，若禽兽然。”故为之尚同，云：“夫明乎天下之所以乱者，生于无政长。是故选天下之贤可者，立以为天子。天子立，以其力为未足，又选择天下之贤可者，置立之以为三公。天子、三公既以立，以天下为博大，远国异土之民，是非利害之辩，不可一二而明知，故画分万国，立诸侯国君。诸侯国君既已立，以其力为未足，又选择其国之贤可者，置立之以为正长。……天子、诸侯之君、民之正长，既已定矣，天子为发政施教曰：‘凡闻见善者，必以告其上；闻见不善者，亦必以告其上。上之所是，必亦是之；上之所非，必亦非之。己有善，傍荐之；上有过，规谏之。’……今天下之王公大人士君子，请将欲富其国家，众其人民，治其刑政，定其社稷，当若尚同之不可不察，此之本也。……天下既已治，天子又总天下之义，以尚同于天。故当尚同之为说也，尚用之天子，可以治天下矣；中用之诸侯，可而治其国矣；小用之家君，可而治其家矣。”是故子墨子曰：“凡使民尚同者，爱民不疾，民无可使。曰：必疾爱而使之，致信而持之，富贵以道其前，明罚以率其后。为政若此，唯欲毋与我同，将不可得也。”是以子墨子曰：“今天下王公大人士君子，中情将欲为仁义，求为上士，上欲中圣王之道，下欲中国家百姓之利，故当尚同之说而不可不察，尚同为政之本，而治要也。”**其政治措施**：尚贤——墨子以为“今者王公大人为政于国家者，皆欲国家之富，人民之众，刑政之治。然而不得富而得贫，不得众而得寡，不得治而得乱，则是本失其所欲，得其所恶。是其故何也？”子墨子言曰：“是在王公大人为政于国家者，不能以尚贤事能为政也。

是故国有贤良之士众，则国家之治厚；贤良之士寡，则国家之治薄。故大人之务，将在于众贤而已。……故古者圣王之为政，列德而尚贤。虽在农与工肆之人，有能则举之。……官无常贵而民无终贱。有能则举之，无能则下之。……故古者圣王甚尊尚贤而任使能，不党父兄，不偏贵富，不嬖颜色。贤者举而上之，富而贵之，以为官长，不肖者抑而废之，贫而贱之，以为徒役。是以民皆劝其赏，畏其罚，相率而为贤者，以贤者众而不肖者寡，此谓进贤。然后圣人听其言，迹其行，察其所能而慎予官，此谓事能。故可使治国者使治国。可使长官者使长官。可使治邑者使治邑。凡所使治国家、官府、邑里，此皆国之贤者也。”节葬——墨子以为“今唯无以厚葬久丧者为政，国家必贫，人民必寡，刑政必乱。若法若言，行若道：使为上者行此，则不能听治；使为下者行此，则不能从事。上不听治，刑政必乱；下不从事，衣食之财必不足。若苟不足，为人弟者，求其兄而不得，不弟弟必将怨其兄矣；为人子者，求其亲而不得，不孝子必是怨其亲矣；为人臣者，求之君而不得，不忠臣必且乱其上矣。是以僻淫邪行之民，出则无衣也，入则无食也，内续奚吾，并为淫暴，而不可胜禁也。是故盗贼众而治者寡。夫众盗贼而寡治者，以此求治，譬犹使人三还而毋负己也。治之说无可得焉”。节用——墨子以为“圣人为政一国，一国可倍也；大之为政天下，天下可倍也。其倍之，非外取地也，因其国家去其无用之费，足以倍之。圣王为政，其发令、兴事、便民、用财也，无不加用而为者。是故用财不费，民德不劳，其兴利多矣”。故子墨子曰：“去无用之费，圣王之道，天下之大利也。”非乐——墨子以为“仁之事者，必务求兴天下之利，除天下之害。将以为法乎天下，利人乎即为，不利人乎即止。且夫仁者之为天下度也，非为其目之所美，耳之所乐，口之所甘，身体之所安，以此亏夺民衣食之财，仁者弗为也。……民有三患，饥者不得食，寒者不得衣，劳者不得息，三者民之巨患也。然即当为之撞巨钟、击鸣鼓、弹琴瑟、吹竽笙而扬干戚，民衣食之财，将安可得乎？”非命——墨子以为“今用执有命者之言，是覆天下之义。覆天下之义者，是立命者也，百姓之谇也。说百姓之谇者，是灭天下之人也。……昔者桀之所乱，汤治之；纣之所乱，武王治之。此世不渝而民不改，上变政而民易教，其在汤、武则治，其在桀、纣则乱。安危治乱，在上之发政也，则岂可谓有命哉！……昔者三代之暴王，不缪其耳目之淫，不慎其心志之辟，外之驱骋田猎毕弋，内沈于酒乐，而不顾其国家百姓之政，繁为无用，暴逆百姓，使下不亲其上，是故国为虚厉，身在刑戮之中，不肯曰我罢不肖，我为刑政不善，必曰我命故且亡。虽昔也三代之穷民，亦由此也，内之不能善事其亲戚，外不能善事其君长，恶恭俭而好简易，贪饮食而惰从事，衣食之财不足，使身至有饥寒冻馁之忧，必不能曰我罢不肖，我从事不疾，必曰我命固且穷。虽昔也三代之伪民，亦犹此也，繁饰有命，以教众愚朴人”。

其政治保障（策略）：期平等博爱之和谐社会者必治以“尚同”，达“尚同”者须经“尚贤—节葬—节用—非乐—非命”之举措，然何以保障？是乃天志，非则鬼罚。天志者，墨子云：“夫天不可为林谷幽门无人，明必见之。……禹、汤、文、武，其得赏何以也？子墨子言曰：其事上尊天，中事鬼神，下爱人，故天意曰：‘此之我所爱，兼而爱之；我所利，兼而利之。爱人者此为博焉，利人者此为厚焉。’故使贵为天子，富有天下，业万世子孙，传称其善，方施天下，至今称之，谓之圣王。然则桀、纣、幽、厉，得其罚何以也？子墨子言曰：其事上诟天，中诟鬼，下贼人，故天意曰：‘此之我所爱，别而恶之；我所利，交而贼之。恶人者，此为之博也；贱人者，此为之厚也。’故使不得终其寿，不殁其世，至今毁之，谓之暴王。……我有天志，譬若轮人之有规，匠人之有矩，轮匠执其规、矩，以度天下之方员，曰：‘中者是也，不中者非也。’”明鬼者，墨子以为“是与天下之所以察知有与无之道者，必以众之耳目之实，知有与亡为仪者也。请惑闻之见之，则必以为有；莫闻莫见，则必以为无。若是，何不尝人一乡一里而问之？自古以及今，生民以来者，亦有尝见鬼神之物，闻鬼神之声，则鬼神何谓无乎？若莫闻莫见，则鬼神可谓有乎？”“虽有深溪博林，幽涧毋人之所，施行不可以不董，见有鬼神视之。……鬼神之明，不可为幽间广泽，山林深谷，鬼神之明必知之。鬼神之罚，不可为富贵众强，勇力强武，坚甲利兵，鬼神之罚必胜之。”

为人者，重修身于儆戒，意在于自省自立，强调处人之家、处人之国、处天下要“戒之！慎之！必为天之所欲，而去天之所恶”。而人之乱家、乱国、乱天下者，是“不明乎鬼神之能赏贤罚暴也”，所以君子要以行为本，反身而省，云：“君子以身戴行者也。……士虽有学，而行为本焉。……君子察迩，修身也。修身，见毁而反之身者也，此以怨省而行修矣。……善无主于心者不留，行莫辩于身者不立。”同时以为君子务本，以行为本（君子战虽有陈，而勇为本焉；丧虽有礼，而哀为本焉；士虽有学，而行为本焉。……本不固者，末必几。雄而不修者，其后必惰。原浊者，流不清；行不信者，名必耗）。**其人生境界**为持中守恒，云：“藏于心者，无以竭爱，动于身者，无以竭恭，出于口者，无以竭驯。畅之四支，接之肌肤，华发隳颠，而犹弗舍者，其唯圣人乎！……事无终始，无务多业；举物而暗，无务博闻。”**其人生态度**为反省自身，力行自强，云：“名不可简而成也，誉不可巧而立也，君子以身戴行者也。……君子力事日强。”志坚言信，财义明辩，云：“君子察迩，修身也。修身，见毁而反之身者也，此以怨省而行修矣。……善无主于心者不留，行莫辩于身者不立。……志不强者智不达；言不信者行不果。据财不能以分人者，不足与友；守道不笃，遍物不博，辩是非不察者，不足与游。”**其处事原则**讲究君子之道，即“贫则见廉，富则见义，生则见爱，死则见哀”。**其人生智慧**为心思纯正，清明稳重，云：“谮慝之言，无入之耳；批扞之声，无出之口；杀伤人之孩，无存之心。……慧者心辩而不繁说，多力而不伐功，此以名誉扬天下。言无务为多而务为智，无务为文而务为察。”**其圣人观：**崇尚圣人。墨子以圣人为立世之楷模，云：“圣人者，事无辞也，物无违也，故能为天下器。……圣王之法（兼相爱，交相利），天下之治道也，不可不务为也。”

——其法者（逻辑）：墨子提三表说，何谓三表？墨子言曰：“有本之者，有原之者，有用之者。于何本之？上本之于古者圣王之事；于何原之？下原察百姓耳目之实；于何用之？废以为刑政，观其中国家百姓人民之利，此所谓言有三表也。……凡出言谈、由文学之为道也，则不可而不先立义法。若言而无义，譬犹立朝夕于员钧之上也，则虽有巧工，必不能得正焉。然今天下之情伪，未可得而识也。故使言有三法。三法者何也？有本之者，有原之者，有用之者。于其本之也？考天鬼之志，圣王之事；于其原之也？征以先王之书；用之奈何？发而为刑。此言之三法也。”

（3）韩非子之法家

（出身经历：韩国贵族，战国末期人，具体生年不详，大约公元前 280—公元前 233 年。政治背景：诸侯争霸，动荡空前。社会背景：经济凋敝，民不聊生。）

总说：其说者定三纲以植吾性，集君权以开人治，重刑罚以塑顺民，制权谋以遗庙堂；修法治以制人性，据时宜循名实因参验以明事物，创道之“理”、矛与盾以启哲思。吾以为乃幕僚者。

其道（逻辑终点）：霸天下。无事则国富，有事则兵强。

其性：主刚。显明外达（主动）之质，助君主集权专制（领导）之能。

其情：能动。洞察物质之反心，直击物要之应物。

其行：法。

——其哲思（逻辑起点）：人性自利（立足于个体人性）。韩非子认为人性自利，出于自然，云：“人无毛羽，不衣则不犯寒；上不属天而下不着地，以肠胃为根本，不食则不能活，是以不免于欲利之心。……故王良爱马，越王勾践爱人，为战与驰。医善吮人之伤，含人之血，非骨肉之亲也，利所加也。故与人成舆，则欲人之富贵；匠人成棺，则欲人之夭死也。非舆人仁而匠人贼也。人不贵，则舆不售；人不死，则棺不卖，情非憎人也，利在人之死也。故后妃、夫人、太子之党成而欲君之死也，君不死，则势不重，情非憎君也，利在君之死也。”故趋利避害乃人之情也，云：“夫安利者就之，危害者去之，此人之情也。”所以要因情而治，治之以赏罚，云：“凡治天下者，必因人情，人情者有好恶，故赏罚可用。赏罚可用则禁令可立，而治道具矣。”既知人性，晓民心，惟以法治，云：“民者固服于势，寡能怀于义。……民固骄于爱，听于威矣。……用法之相忍，而弃仁义之相怜。……是以赏莫如厚而信，使民利之；罚莫如重而必，使民畏之；法莫如一而固，使民知之。故主施赏不迁，行诛无赦，誉辅其赏，毁随其罚，则贤不肖俱尽其力矣。”

——其物行

韩非子宗老子之道，以“道”为母，创“理”于物，倡“君无为，法无不为”之政，云：“所谓‘有国之母’：母者，道也；道也者，生于所以有国之术；所以有国之术，故谓之‘有国之母’。……道者，万物之所然也，万理之所稽也。理者，成物之文也；道者，万物之所以成也。故曰：‘道，理之者也。’物有理，不可以相薄；物有理不可以相薄，故理之为物之制。万物各异理，万物各异理而道尽。稽万物之理，故不得不化；不得不化，故无常操。无常操，是以死生气禀焉，万智斟酌焉，万事废兴焉。……凡道之情，不制不形，柔弱随时，与理相应。万物得之以死，得之以生；万事得之以败，得之以成。……凡理者，方圆、短长、粗靡、坚脆之分也，故理定而后可得道也。故定理有存亡，有死生，有盛衰。夫物之一存一亡，乍死乍死，初盛而后衰者，不可谓常。”

——其事行

为政者，其社会理想：韩非子社会理想为“上下交顺，因道全法，国富兵强”的井然富强社会，云：“至安之世，法如朝露，纯朴不散，心无结怨，口无烦言。故车马不疲弊于远路，旌旗不乱乎大泽，万民不失命于寇戎，雄骏不创寿于旗幢；豪杰不著名于图书，不录功于盘盂，记年之牒空虚。故曰：利莫长乎简，福莫久于安。使匠石以千岁之寿，操钩，视规矩，举绳墨，而正太山；使贲、育带干将而齐万民；虽尽力于巧，极盛于寿，太山不正，民不能齐。……上无忿怒之毒，下无伏怨之患，上下交顺，以道为舍。……无事则国富，有事则兵强。”**其政治主张：**君主专制。云：“臣事君，子事父，妻事夫，三者顺则天下治，三者逆则天下乱，此天下之常道也。……事在四方，要在中央；圣人执要，四方来效。……万乘之主，千乘之君，所以制天下而征诸侯者，以其威势也。……

能独断者，故可以王天下。”**其政治措施：以法治国**。云：“夫圣人之治国，不恃人之为吾善也，而用其不得为非也。恃人之为吾善也，境内不什数；用人不得为非，一国可使齐。为治者用众而舍寡，故不务德而务法。……明主之道，一法而不求智，固术而不慕信；故法不败而群官无奸诈矣。……故治民无常，唯治为法，法与时转则致，治与世宜则有功。”同时息文言、禁私学，以法为教，云：“息文学而明法度，……此公利也。明主之国，无书简之文，以法为教；无先王之语，以吏为师。（《韩非子·五蠹》）故言行不轨于法令者必禁。（《韩非子·问辩》）夫贵文学以疑法，尊行修以贰功，索国之富强，不可得也。（《韩非子·八说》）夫卑名危位者，必下之不从法令，有二心私学，反逆世者也，而不禁其行，不破其行，以散其党；又从而尊显之，用事者过矣。（《韩非子·诡使》）禁奸之法，太上禁其心，其次禁其言，其次禁其事。（《韩非子·说疑》）故明主用其力不听其言，赏其功必禁无用。（《韩非子·五蠹》）君无为，法无不为。”富国强兵。云：“能趋力于地者富，能趋力于敌者强。……力多则人朝，力寡则朝于人，故明君务力。……坚甲厉兵以备难……富国以农，距敌恃卒。……无事则国富，有事则兵强，此之谓王资。”**其政治保障**（策略）：君以利、威、名而治外，以法、术、势而谋内。利者“所以得民也”；

威者“所以行令也”；名者“上下之所同道也”。法者“刑过不避大臣，赏善不遗匹夫”；术者“术以知奸”；势者“尧为匹夫不能治三人，而桀为天子能乱天下。……抱法处势则治，背法去势则乱”。

为人者，重治身于法制，意在于依法而生。**其人生境界：**成为大丈夫，云：“所谓‘大丈夫’者，谓其智之大也。所谓‘处其厚而不处其薄’者，行情实而去礼貌也。所谓‘处其实不处其华’者，必缘理，不径绝也。”**其人生态度：**守成理，因自然，云：“不以智累心，不以私累己；……不逆天理，不伤情性；不吹毛而求小疵，不洗垢而察难知；不引绳之外，不推绳之内；不急法之外，不缓法之内；守成理，因自然；祸福生乎道法，而不出乎爱恶；荣辱之责在乎己，而不在乎人。”**其人格目标：**全大体者，云：“古之全大体者：望天地，观江海，因山谷，日月所照，四时所行，云布风动；不以智累心，不以私累己；寄治乱于法术，托是非于赏罚，属轻重于权衡；……上不天则下不遍覆，心不地则物不毕载。太山不立好恶，故能成其高；江海不择小助，故能成其富。故大人寄形于天地而万物备，历心于山海而国家富。”**其圣人观：**不法先王，云：“今欲以先王之政，治当世之民，皆守株之类也。……今有构木钻燧于夏后氏之世者，必为鲧、禹笑矣；有决渎于殷、周之世者，必为汤、武笑矣。然则今有美尧、舜、汤、武、禹之道于当今之世者，必为新圣笑矣。”

——其法（逻辑）：因时事而进，云：“不期修古，不法常可；论世之事，因为之备。……世异则事异，事异则备变。……事因于世，而备适于事。”名实相符，注重践行，云：“用一之道，以名为首，名正物定，名倚物徙。……先物行，先理动之谓前识。前识者，无缘而妄意度也。前识者，道之华也，而愚之首也。……循名实而定是非，因参验而审言辞。……明主之吏，宰相必起于州部，猛将必发于卒伍。”万物异理而道尽，云：“道者，万物之所然也，万理之所稽也。……理者，成物之文也……夫缘道理以从事者，无不能成。”

7. 志心之学——禅宗

总说：佛家公认佛教始入中国之年代者为汉明帝永平十年（公元 67 年）；学界认为中国佛教经典翻译史，始著于汉桓帝汉灵帝（公元 132—189 年）之安士高、支谶、竺佛朔等；学者（如黄忏华）以为禅经翻译之著者为鸠摩罗什之《坐禅三昧经》，而道生（东晋南朝宋时高僧）化道物、善慧解、理实相、执顿悟，其说可为禅宗之端绪，此后禅宗遂成中国佛教最大宗门。吾人立志心之学——中国禅之必然者，吾以为其因有四：一者于文化特性来说，任何外来文化，都会因“人”这个主体，经“认知、理解、转化”而天然地嵌入本土“文化思维思想”，并与之融会贯通、发展进阶。正如六祖慧能所云：“若无世人，一切万法，本元不有，故知万法本因人兴。”此可谓佛者由“西土入中土、由西禅化中禅、由西人就中人”，终成吾人志心之学——中国禅宗之自然基础也；二者于禅之初始来说，源于佛祖释迦牟尼“拈花示众”，摩诃迦叶“破颜微笑”，佛祖于是开示：“吾有正法眼藏，涅槃妙心，实相无相，微妙法门，不立文字，教外别传，付嘱摩诃迦叶。”教外别传，不立文字，直指人心，见性成佛，谓之为禅宗之核心思想。佛祖“拈花示众”之真义，旨在领会佛教义理之根本精神，而莫要拘泥于文字等形式，行“无言之道”之法门，以达明心见性之佛境。此宗旨恰与吾学息合灵通。吾学言、意、象、道之说始于《易传·系辞上传》，云：“子曰：书不尽言，言不尽意。然则圣人之意其不可见乎？子曰：圣人立象以尽意。”（言者爻卦之辞，象者卦之形，意者言象之意义）。言意之辩首于庄子，庄子云：“筌者所以在鱼，得鱼而忘筌；蹄者所以在兔，得兔而忘蹄；言者所以在意，得意而忘言。……世之所贵道者，书也。书不过语，语有贵也。语之所贵者，意也，意有所随。意之所随者，不可以言传也，而世因贵言传书。世虽贵之，我犹不足贵也，为其贵非其贵也。故视而可见者，形与色也；听而可闻者，名与声也。悲夫！世人以形色名声为足以得彼之情。夫形色名声，果不足以得彼之情，则知者不言，言者不知，而世岂识之哉。”言意之论有荀粲（三国魏国）之“言不尽意”说，云：“盖理之微者，非物象之所举也。今称立象以尽意，此非通于意外者也；系辞焉以尽言，此非言乎系表者也。斯则象外之意，系表之言，固蕴而不出矣。”有欧阳建（西晋）言尽意说，云：“言不畅志，则无以相接；名不辩物，则鉴识不显。……非物有自然之名，理有必定之称也。欲辩其实，则殊其名；欲宣其志，则立其称。名逐物而迁，言因理而变。此犹声发响应，形存影附，不得相与为二矣。……苟其不二，则言无不尽矣。”有王弼（三国魏国）言象为术（言生于象、象生于意，意以象著、象以言著），意为志之说，云：“名之不能当，称之不能既。名必有所分，称必有所由。有分则有不兼，有由则有不尽；不兼则大殊其真，不尽则不可以名。”忘言忘象旨在得意，因象由言达，故得象在忘言；因象生于意，故得意在忘象。而东晋南朝宋时高僧道生云：“生既潜思日久，彻悟言外，乃喟然叹曰：夫象以尽意，得意则象忘。言以诠理，入理则言息。自经典东流，译人重阻，多受滞文，鲜见圆义。若忘筌取鱼，始可与言道矣。于是校阅真俗，研思因果，乃立善不受报、顿悟成佛。”（《高僧传》）“此说与《坐禅三昧经》实相离言之意相通，可视为后世所谓禅宗之端绪。”（黄忏华《中国佛教史》）吾不知高僧道生之言是否受吾学“言、象、意、道”之影响，然其“不立文字，无言之智”之法门确与“得意忘象，得意（理）忘言”之哲思暗合。三者于禅之立足点来说，禅宗亦深合吾人，如吾人历来关注天、地、人之本真本义，不管是儒家倡仁之自我道德觉醒，还是道家秉道之自我精神超越，都与禅宗持禅之自我心性觉悟有异曲同工之妙契。四者于禅之法门来说，禅宗之禅定与庄子之坐忘、禅宗之自性与庄子之心斋、禅宗之明心见性与孟子之尽心知性、禅宗之禅入生活与老子之道法自然等皆默近之感。

禅宗之谱系，尊菩提达摩初祖（南北朝梁或宋末西渡神僧，佛传禅宗第二十八祖，中国禅宗初祖）以成贯式，祖谱为初祖达摩大师，二祖慧可大师，三祖僧璨大师，四祖道信大师，五祖弘忍大师，六祖慧能大师。

其道（逻辑终点）：佛。“体道悟理者”或“明本觉悟者”或摆脱实相之“永生者”。

其性：随柔。觉悟生命之质，明心见性之能。

其情：入静。反于物之相，应于心之澄。

其行：禅。禅者以禅入行为修，俗者以知入行为功。修行重因，功行重果；修行见心，功行见物；修行无我，功行惟我。

——其哲思（逻辑起点）：觉悟（立足于生命自我追求的本性）。禅由外（印度）至，宗由内（吾国）生，皆起于人类探究生命之本真与人生之意义的觉悟本性。

——其物行、其事行、其法（逻辑）者三旨归一，即心性论佛。“心”即是佛！然需以“无心”而至！“无心”者心不生也，心无生者谓之无念（为宗）、无相（为体）、无住（为本）也，以无心为有心，以无法为有法，直指人心，见性成佛。

禅义博奥，吾质愚识浅，故不敢妄议，鄙陋虽小，误人为大，上述虚语，亦启于诸多师说之灼见，唯有断然打住，以止芒刺在背。

第二部分　道之实观

吾于道取万事之规则，万物之道理之义，据此制天道、地道、人道以别之。

一、天道

天行宇宙。天道者，即宇宙大化之道，别西哲之本体论也。吾人哲思宇宙，奥义纷呈。为论说方便，分梳三义：一曰初观、二曰本道、三曰运化。

1. 宇宙初观

人文之初，蒙昧混沌，天地施予，劳之本能。然万物之灵，人之所以，注定会以思考之禀赋，察理此神奇精奥之宇宙，互善互进，精益不止。虽迷愚然不失可爱，或智道而受文明。亿万年天地烈荡，今人未见其狂景；百万年众生进化，后生不知其希微。至吾近哲，起于文初，止于一统，依文循思，打量宇宙，谓曰初观。吾从众以《诗经》为源以述之（《书经》之天纯为有意识人格神，然后学多以为伪书，故不录），其时尚无宇宙之观念，然有“天”“道”之哲思，如《诗经》意识主宰之天，《诗经·大明》中云：“有命自天，命此文王……天监在下。”《诗经·皇矣》中云：“皇矣上帝，临下有赫，监观四方，求民之莫”。如老子有先天之物，《道德经·上篇》中云：“有物混成，先天地生。寂兮寥兮，独立而不改，周行而不殆，可以为天地母。吾不知其名，强字之曰道，强为之名曰大。……故道大，天大，地大，人亦大。域中有四大，而人居其一焉。……人法地，地法天，天法道，道法自然。”道在天地先，为万物之母。如《道德经·下篇》中云：“道生一，一生二，二生三，三生万物。万物负阴而抱阳，冲气以为和。”此“道”似有非有，似无非无，如“湛兮似或存”。《道德经·上篇》无状之状，无物之象，如“道之为物，唯恍唯惚。惚兮恍兮，其中有象；恍兮惚兮，其中有物。窈兮冥兮，其中有精；其精甚真，其中有信。”《道德经·上篇》，老子之道，虽无意志，亦不唯物。如孔子谈天，虽凝鬼神但谓天有命（亦有人言孔子主自然之天），如《论语·八佾》中云：“获罪于天，无所祷也。”《论语·子罕》中云：“吾谁欺？欺天乎？”、《论语·季氏》中云：“君子有三畏，畏天命，畏大人，畏圣人之言。”《论语·阳货》中云：“天何言哉，四时行焉，百物生焉，天何言哉”。如墨子谈天，谓天有意，信鬼神喻天为众神之首、万物之主宰。如《墨子·天志上》中云：“天之爱天下之百姓”“顺天意者，兼相爱，交相利，必得赏；反天意者，别相恶，交相贼，必得罚。”又如《墨子·天志中》中云：“天之贵且知于天子也”，又如《墨子·天志下》中云：“天之志者，义之经也。”如子思谈天，谓义理之天，如《中庸》中云：“天命之谓性”。如孟子谈天，谓运命之天，天命在于义理，《孟子·尽心》中云：“尽其心者知其性也，知其性则知天矣。”《孟子·万章》中云：“莫之为而为者，天也。莫之致而至者，命也。”《孟子·公孙丑》中云：“夫天未欲平治天下者也，如欲平治天下，当今之世，舍我其谁也？”上述三说，可纳于今之客观唯心之门。关于天地之说，亦有唯物之门论：周易谈天，谓物质之天，如《易传·系辞上传》中云：“乾知大始，坤作成物。”《易传·系辞下传》中云：“天地絪缊，万物化醇；男女媾精，万物化生。”管子谈天，谓客观之天，如《管子·白心篇》中云：“天或维之，地或载之。”《管子·宙合篇》中云：“天地，万物之橐也；宙合，有橐天地。”（《管子》一书，后人多以为伪造，但作为观点，故列于此）庄子谈天，谓本性之天，如《庄子·逍遥游》中云：“天之苍苍。”，如《庄子·大宗师》中云：“知天之所为，知人之所为者，至矣。”惠子谈天，谓物质之天，与地同等，如《庄子·天下》中云："至大无外，谓之大一。""天与地卑，山与泽平"荀子谈天，谓自然之天，如《荀子·天论》中云："天行有常，不为尧存，不为桀亡。应之以治则吉，应之以乱则凶。"孙子亦言自然之天，如《孙子兵法·计篇》中云："故经之以五事，校之以计，而索其情，一曰道，二曰天，三曰地，四曰将，五曰法。"

上述所言，无以全覆吾先哲诸子之天论，然大可概括道（老子、庄子）、儒（孔子、子思、孟子、荀子）、墨（墨子）、名（惠子）、兵（孙子）、法（管子）六派之天观，亦可符冯友兰先生之天之五义：墨子之主宰之天、孟子之运命之天、子思之义理之天、周易管子惠子之物质之天、庄子荀子孙子之自然之天。

诸家谈天过程中最接近于宇宙之概念者为《墨经》，如《墨经·经上》中云："久，弥异时也。宇，弥异所也。"《墨经·经说上》中云："久，合古今旦暮。宇，蒙东西南北。"久为时间，遍涉古、今、旦、暮一切时刻；宇为空间，周及东、西、南、北一切方位。宇宙之名词，最初见于《尸子》："上下四方曰宇，往古来今曰宙。"庄子于宇宙，释精微之义，言宇者，有实在而无止境；宙者，有长久而无始末，如《庄子·杂篇·庚桑楚》中云："有实而无乎处者，宇也；有长而无乎本剽者，宙也。"

宇宙者，时空也，后世哲人分殊进言。有汉扬雄有限开端之说："阖天谓之宇，辟宇谓之宙。"（《太玄经·玄摛》）即时空有限；有汉张衡无极无穷之说："浑天如鸡子。天体圆如弹丸，地如鸡子中黄，孤居于天内，天大而地小……宇之表无极，宙之端无穷。"（《张河间集·灵宪》）即时空无限；有东晋张湛无有辩证之说："物之终始，初无极已。""然无极之外复无无极，无尽之中复无无尽。"（《列子·汤问》）即时间永恒，空间无限；有唐柳宗元无中无极之唯物说："无青无黄，无赤无黑，无中无旁，乌际乎天则！……东西南北，其极无方。"（《天对》）即宇宙无中心，方为无限；有唐刘禹锡无限具体之唯物说："万物之所以为无穷者，交相胜而已矣，还相用而已矣……空者，形之希微者也，为体也不妨乎物，而为用也恒资乎有，必依于物而后形焉。"（《天论》）"因思夫苒苒之光，浑浑之轮，时而言，有初中后之分；日而言，有今昨明之称；身而言，有幼壮艾之期；乃至一謦欬，一弹指，中际皆具。"（《送鸿举师游江西并引》）即空间物质不离、时间运动不分；有宋邵康节之有尽无限之说："物之大者，无若天地，然而亦有所尽也。……皇极经世但着一元之数，使人伸而引之，可至于终而复始也……"（《皇极经世书·观物内篇》）即天地有终始，宇宙无穷尽；有宋末元初邓牧之天外有天之辩证说："天地，大也，其在虚空中不过一粟耳……虚空，木也，天地，犹果也，虚空，国也，天地，犹人也，一木所生，必非一果；一国所生，必非一人。谓天地之外无复天地焉，岂通论耶？”（《伯牙琴·超然馆记》）即无限为有限之总合；有明王廷相矛盾不知之怀疑说：“或曰无穷，既有形度，安无穷尽？或曰有穷，天际之外，当是何物？或曰天外有天，彼天之外，又何底止！”（《王氏家藏集·答天问》）即宇宙空间有限无限之矛盾无法解释，另“天有极乎？极之外又何物也？天无极乎？凡有形必有极，理也，势也？是圣人所不能知也，非不言也。”（《郁离子·天道》）即人类认识之有限一面；有明方以智时空统一之唯物说：“《管子》曰宙合，谓宙合宇也。灼然宙轮于宇，则宇中有宙，宙中有宇。春夏秋冬之旋轮，即列于五方之旁”（《物理小识》）即时间之旋轮于空间中不断旋转，时、空统一互存；有清王夫之物质运动之唯物说：“上天下地曰宇，往古来今曰宙，虽然，莫之为郛郭也。则旁有质而中无实，谓之空洞可矣，宇宙其如是哉！宇宙者，积而成乎久大者也。”（《思问录·内篇》）即时空有限向无限之转化。

2. 宇宙本道

本者，木下曰本。伸义谓事物之原来、之究竟、之真质。道者，理法也。本道者，事物原来之理法、究竟之理法、真质之理法也。本道不同于西学之本体，本体者存于运动事物之背后，本道者合于运动事物之本身；本道亦不全同于中学之本根，本根与物，原流根枝之含义，然本道与物，谓物载本道、内外合一之关系，内含理法、外呈事物，无事物之理法（理法必可循事物）、无理法之事物（事物必可察理法），而非原根、本根于道，而生流枝于物。本道即非本体之事物背后之源，亦非本根之事物生成之始，而为事物运化之全程。故吾文化之本道观实不同于西学所谓唯物唯心之简分，吾诸传统文化历来都以系统观、变化观、圆融（过程）观看世界，而非西学传统之孤绝、进止、单向看世界。宇宙与我，实为整体，视角不同，故以吾观宇宙、宇宙于我分之以明：

——吾观宇宙

(1)天说

吾人最早以天意为主宰，如上文《诗经·大明》中云："有命自天，命此文王……天监在下。"《诗经·皇矣》中云："皇矣上帝，临下有赫，监观四方，求民之莫。"《诗经·板》："敬天之怒，无敢戏豫；敬天之渝，无敢驰驱。"为意识主宰之天。天意说还有汉董仲舒谓天为万物之祖，云："天者，百神之大君也。"（《春秋繁露·效祭》）"天者，万物之祖，万物非天不生"（《春秋繁露·顺命》）以道为本道，以气为次本道者还有汉代人所作《易纬乾凿度》之说，如“夫有形生于无形，乾坤安从生？故曰：有太易，有太初，有太始，有太素也。太易者，未见气也。太初者，气之始也。太始者，形之始也。太素者，质之始也。气形质具而未离，故曰浑沦”。

（2）道说

吾人宇宙学说最早者为老子。所创宇宙之道说，破天之主宰。“有物混成，先天地生，寂兮寥兮，独立而不改，周行而不殆，可以为天下母，吾不知其名，字之曰道，强为之名曰大（太音）。”（《道德经·上篇》）道生浑然一体、后分天地、再舒聚阴阳与冲气和化万物。即“道生一，一生二，二生三，三生万物。万物负阴而抱阳，冲气以为和。”（《道德经·下篇》）老子之道，即无意识，亦无意志，更无目的，曰：“道常无为而无不为。”（《道德经·上篇》）虽无不为，却亦无主宰，乃自然也。老子又云：“人法地，地法天，天法道，道法自然。”（《道德经·上篇》）庄子亦从道说，云：“夫道有情有信，无为无形；可传而不可受，可得而不可见；自本自根，未有天地，自古以固存；神鬼神帝，生天生地；在太极之先而不为高，在六极之下而不为深，先天地生而不为久，长于上古而不为老。”（《庄子·大宗师》）圣人观道，云：“惛然若亡而存，油然不形而神，万物畜而不知；此之谓本根。”（《庄子·知北游》）故“天道运而无所积，故万物成。”（《庄子·天道》）然庄子于道之后言气说，云：“人之生也，气之聚也，聚则为生，散则为死……故曰通天下一气耳。”（《庄子·知北游》）又云：“今我愿合六气之精以育群生。”（《庄子·在宥》）。《淮南子》承道说，云：“夫道者，覆天，载地；廓四方，柝八极；高不可际，深不可测；包裹天地，禀授无形；原流泉浡，冲而徐盈；混混滑滑，浊而徐清。故植之而塞于天地，横之而弥于四海，施之无穷，而无所朝夕；舒之幎于六合，卷之不盈于一握；约而能张，幽而能明；弱而能强，柔而能刚；横四维而含阴阳，纮宇宙而章三光，甚淖而滒，甚纤而微。山以之高，渊以之深；兽以之走，鸟以之飞；日月以之明，星历以之行；麟以之游，凤以之翔。……夫太上之道，生万物而不有，成化像而弗宰。……”（《淮南子·原道训》）淮南王亦讲气，曰：“太始生虚廓，虚廊生宇宙，宇宙生元气。元气有涯垠，清阳者薄靡而为天，重浊者凝滞而为地。”（《淮南子·天文训》）。两汉其间曾有“太易”之说，由“易”生“气”进而万物，如《孝经·钩命诀》中云：“天地未分之前有太易，有太初，有太始，有太素，有太极。是为五运。形象未分，谓之太易；元气始萌，谓之太初；气形之端，谓之太始；形变有质，谓之太素；质形已具，谓之太极。”而《易伟乾凿度》中以为“气形质具而未离，故曰浑沦，言万物相浑而未相离，视之不见，听之不闻，循之不得，故曰易也。”此“易”似“道”，故录此。

（3）象数说

邵雍于宇宙构造创象数之学，统太极于道于神，进而生数（数字），进而生象（形态），进而生器（万物），云：“太极一也，不动；生二，二则神也。神生数，数生象，象生器。”（《皇极经世书·观物外篇》）其义为象数之理先于万物。

（4）无极说

宋周濂溪承《易传》立无极之说，云：“无极而为太极。太极动而生阳，动极而静，静而生阴。静极复动。一动一静，互为其根。分阴分阳，两仪立焉。……无极之真，二五之精，妙合而凝。乾道成男，坤道成女。二气交感，化生万物。万物生生而变化无穷焉。”（《太极图说》）无极含有，名为太极；太极本无，名为无极。无极而生太极，太极元气化生二气五行之分合，推四时之流动，至万物之无穷也，此即演为一实万分；反之则归为是万为一以。此发端后来由二程扩大，至朱熹而大成。（濂溪于人道以为诚乃太极之道德本质，以主静窒欲而达圣人之境也）

（5）理气说

明白主张道气二元说者为后汉之王符，云：“道者气之根也，气者道之使也。必有其根，其气乃生；必有其使，变化乃成。”（《潜夫论本训》）至宋程明道程伊川唯理也，以宇宙究竟之理为根本（明道以生易为理，伊川以气之所以然为理），气为次之，理者，实也，本也，如明道云：“天者理也”如伊川云：“凡物有本末，不可分本末为两段事，洒扫应对是其然，必有所以然。”理气论之大成者为宋朱晦庵，朱子以理为太极，阴阳之气为太极所生，理者生物之根本，气者生物之具，朱子云：“天地之间，有理有气：理也者，形而上之道也，生物之本也；气也者，形而下之器也，生物之具也。是以人物之生，必禀此理，然后有性；必禀此气，然后有形。”（《答黄道夫》）理在先，气为次，云：“有是理便有是气，但理是本。”（《朱子语类》）又云：“气之所聚，理即在焉，然理终为主。”（《答王子合书》）再云：“有此理后，方有此气，既有此气，然后此理有安顿处。……未有天地之先，毕竟也只是理。有此理便有此天地。若无此理，便亦无天地，无人无物，都无该载了。有理便有气，流行发育万物。”（《答杨志仁》）朱子言太极即理，云：“事事物物皆有个极，是道理之极至。……总天地万物之理，便是太极。”（《朱子语类》）“太极之义，正谓理之极至耳。有是理即有是物，无先后次序之可言……有是理即有是气，气则无不两者”

（《答程迥》）太极含具万理，纲领之言为“仁义礼智”此为人道，天道而言为“元享利贞”（生长遂成）。人道统一于仁，天道统一于元（生）。由此可推进人之道德准则先人类而存在，为宇宙自然之主宰。

（6）心说

吾观宇宙最直接之说者，明了开端于南宋陆象山，象山首创“宇宙便是吾心，吾心即是宇宙”。宇宙之理即吾心之理，万物之理皆备于吾心，吾心含古今一切理，如云：“心一心也，理一理也，至当归一，精义无二，此心此理，实不容有二。”（《与曾宅之书》）象山开创，然并非全旨心说，本质可归于理说，无非心即理也，如云：“人皆有是心，心皆具是理，心即理也。”（《与李宰书》）又云：“万物森然于方寸之间，满心而发，充塞宇宙，无非此理。”其弟子杨慈湖则明确唯我论，云：“天地我之天地，变化我之变化，非他物也。私者裂之，私者自小也。”（《己易》）又云：“夫所以为我者，毋曰血气形貌而已也，吾性澄然清明而非物，吾性洞然无际而非量。天者吾性中之象，地者吾性中之形，故曰在天成象，在地成形，皆我之所为也。”（《己易》）此观点与孟子万物皆备于我、庄子物我不分万物一体皆不同矣。心说之系统大成者为明王阳明，认为一切依附于（我）心，一切尽在（我）心内，心为（我）之宇宙之主宰，无（我）心则无（我）一切，终纳万物于（我）心即为圣，至此故“心外无物”，云：“人者天地万物之心也，心者天地万物之主也。心即是天，言心则天地万物皆举之矣。”（《传习录》）直云：“心外无物，心外无言，心外无理，心外无义。”（《传习录》）更云：“心即道，道即天，知心则知道知天。”（《传习录》）宇宙依心而有，不知觉即不存在，人不感物即无物，心为宇宙之本，良知为心之本。其间其后有湛若泉之心无内外只此一心、钱绪山以知为本、罗念庵一切唯心、胡庐山心造万物等论皆为心说之枝叶，亦未成体系，或更流于欺谬之谈。

——宇宙于我

（1）精（元）气说

“气”之论约始见于周宣王“夫民之大事在农……土气震发，农祥晨正……阳气俱蒸，土膏其动”。周幽王时又有伯阳父蜕天地之神说而首倡天地之气之自然说，云：“周将亡矣，夫天地之气，不失其序；若过其序，民乱之也。阳伏而不能出，阴迫而不能烝，于是有地震。”（《国语》）《左传》中有云：“天有六气，降生五味，发为五声，征为五色。……淫则昏乱，民失其性，是故为礼以奉之。”吾人时之已经以为“气”（之化）已贯天地万物，已通人事政道，且人本于一气，从此此观念影响吾人文化至今。管仲提精气说，云：“凡物之精，此则为生。下生五谷，上为列星。流于天地之间，谓之鬼神，藏于胸中，谓之圣人，是故民气。……精也者，气之精者也。……抟气入神，万物备存。"(《管子·内业》)又云:"有气则生,无气则死,生者以其气。"(《管子·枢言》)管子以精气解人,云:"凡人之生也,天出其精,地出其形,合此以为人。和乃生，不和不生。……气者，身之充也。"(《管子·心术》)《吕氏春秋》以为万物乃精气集成，云："精气之集也，必有入也。集于羽鸟与为飞扬，集于走兽与为流行,集于珠玉与为精朗,集于树木与为茂长,集于圣人与为夐明。"汉王充强调万物由气而生，即"天地合气，万物之生；犹夫妇合气，子自生矣。……天之动行也，施气也，体动气乃出，物乃生矣。"(《论衡·自然篇》)而"自然无为，天之道也。"(《论衡·初禀篇》)又云："天地，含气之自然也。"(《论衡·谈天篇》)而万物又皆禀元气，如"万物自生，皆禀元气。"(《论衡·言毒篇》)、"禀性受气，形体殊别。"(《论衡·道虚篇》)"俱禀元气，或独为人，或独为禽兽。"(《论衡·幸偶篇》)"草木……元气所在，在生不在枯"(《论衡·状留篇》)然何为元气？"元气，天地之精微也。"(《元气自然论》)《太平经》中关于宇宙本道有元气之说，云："夫物，始于元气。……元气乃包裹天地八方，莫不受其气而生。"汉时郑玄以气释太极或道，曰："极中之道，淳和未分之气也。”（《极中之道》）明明了了以气为宇宙本道者，为后汉何休也，曰：“元者，气也。无形以起，有形以分，造起天地，天地之始也。”（《公羊传》）三国刘劭以“元一”为本道，元一者，气也。云：“凡有血气者，莫不含元一以为质，禀阴阳以立性，体五行而著形。”西晋杨泉亦提出气生天地说，文曰：“所以立天地者，水也，成天地者，气也……天，元气也。”南北朝之道教提混元宇宙本道说，混沌元气为宇宙之初，云：“昔二仪未分之时，号曰洪源，溟涬濛鸿，如鸡子状，名曰混沌。”（《太始经》）又云：“混元之时，三炁混沌，九炁未分，天地未立，乍存乍亡。三炁既显，天地运开。”（《道教义枢》）唐之哲人大家，柳宗元、刘禹锡是也。柳宗元以《天说》《天对》等卓立之语喝时下之愚盲，其宇宙自然、政国治势、淫巫瞽史等诸洞察之智论，如日中天。其言宇宙本道，明元气之朴素，云：“本始之茫，诞者传焉。鸿灵幽纷，曷可言焉！曶黑晰眇，往来屯屯，庞昧革化，惟元气存，而何为焉！”（《天对》）然天者何造？云：“冥凝玄厘，无功无作。”（《天对》）刘禹锡也以万物乘气而生之说，云：“……乘气而生，群分汇从，植类曰生，动类曰虫。”然其光茫不止于此，在“空者，形之希微者也、天之能，人固不能也。人之能，天亦有所不能也。故余曰：天与人交相胜耳……人之道在法制……法大行……法大弛……法小弛……理明理昧。”（《天论》）诸子哲思傲古师今，独立苍茫。至宋张横渠为气论之大成者，言：“凡可状皆有也，凡有皆象也，凡象皆气也。”（《正蒙·乾称篇》）气自本自，无外于气，太虚即气，非气之源也，气与太虚，如“气之聚散于太虚，犹冰凝释于水”。又云：“太虚不能无气，气不能不聚而为万物，万物不能不散而为太虚。”又言阴阳会冲未分之气者为太和，气散未聚无形之态为太虚，气之能动之本性曰性；道者，气变化之历程，天者，太虚之别名，易者，道之别名，理者，气变化之规律。云：“由气化，有道之名。……气有阴阳，推行有渐有化，合一不测谓神。”（《正蒙·神化篇》）（横渠于人道以为人禀全厚清明之气者“自诚明”而至圣，禀偏薄浊昏之气者“自诚明”而至圣）宋王安石亦秉气说，云：“无者，形之上者也。自太初至于太始，自太始至于太极。太始生天地，此名天地之始。有，形之下者也。有天地然后生万物，此名万物之母，母者，生之谓也。”此“无者”即“气”。临川先生之气说有别于他人者在于气由五行而生万物，“五行，天所以命万物者也。”（《洪范传》）宋杨龟山师承二程（二程执理气说），然亦重气，以为天地之间皆一气之变，云：“通天地一气耳。天地其体也，气体之充也。人受天地之中以生，均一气耳。”

(《孟子解》)宋吕祖谦以为万物由天地一元之气产生，云:“推本原而言之也，万物无不自天地而生者，大哉乾元，万物资始，大哉坤元，万物资生，故曰万物父母也，人为万物之灵者，一元之气覆冒，初无厚薄，得之全者为人，得之偏者为万物。”吕祖谦之学敬二程向朱子，言气实在言理，人为理不离气，气为理之载体也，云：“天理之在天下，犹元气之在万物也。……名虽千万，而理未尝不一也。”于朱陆欲调和心理，言心理合一、心道合一，然终倾于心，云：“圣人之心，即天之心？圣人之所推，即天命也。……此心此理，盖纯乎天也。”又云：“心之于道，岂有彼此之可待乎！心外有道，非心也；道外有心，非道也。……圣人之心，万物皆备。”

明朱派巨擘罗整庵，在宇宙论认为气为根本，而理为气之条理，理在气中，并非别物，亦非理气二元，云:“盖通天地，亘古今，无非一气而已。气本一也，而一动一静，一往一来，一阖一辟，一升一降，循环无已，积微而著，由著复微，为四时之温凉寒暑，为万物之生长收藏，为斯民之日用彝伦，为人事之成败得失；千条万绪，纷纭胶轕，而卒不克乱，莫知其所以然而然，是即所谓理也；初非别有一物，依于气而立，附于气以行也。或者因易有太极，一言，乃疑阴阳之变易，类有一物主宰乎其间者，是不然矣。”（《困知记》）明朝王浚川独宗张横渠，认为理根于气，气为究竟，云：“天内外皆气，地中亦气，物虚实皆气，通气上下，造化之实体也。是故虚受乎气，非能生气也；理载于气，非能始气也。”（《慎言》）又云：“气游于虚者也，理生于气者也。气虽有，仍在两间，不能灭也，故曰‘万物不能不散而为太虚。’理根于气，不能独存也，故曰‘神与性皆气所固有。’”（《横渠理气辩》）明吕坤提气形论，云：“天地万物，只是一气聚散，更无别个。形者，气所附以为凝结；气者，形所托以为运动。无气则形不存，无形则气不住。……形须臾不可无气；气无到，则万古依然在宇宙间也。……气无终尽之时，形无不毁之理。”（《呻吟语》）唯气说继张横渠之大家者为明王船山，认为气为宇宙之根本，无气则无理，云：“气者理之依也，气盛则理达。”（《思问录》）又云：“盖言心言性，言天言理，俱必在气上说，若无气处则俱无也。”（《读四书大全说》）“理在气中，气无非理；气在空中，空无非气，通一而无二者也。”（《张子正蒙注》）船山伟大之处，在于天下“唯器”而非“唯道”，云：“天下唯器而已矣，道者器之道，器者不可谓之道之器也。”（《周易外传》）有器有道，无器无道，有事有理，无事无理，吾甚赞之。之后有颜习斋之“盖气即理之气，理即气之理。”（《存性编》）理气融为一片说和李恕谷之“夫事有条理曰理，即在事中，今曰理在事上，是理别为一物矣。理，虚字也，可为物乎？天事曰天理，人事曰人理，物事曰物理。诗曰有物有则，离事物何所为理乎？”（《论语传注问》）事物含理说。唯气说终于清戴东原，东原推崇横渠之气说，言：“凡有生，即不隔于天地之气化。”（《孟子字义疏证》）鄙驳二程朱子之理气相对、理为气主之论，主天地万物皆是一气流通而已，云：“《易》曰天地之大德曰生……气化之于品物，可以一言尽也，生生之谓与！”（《原善》）言宇宙只是气化流行之历程而已，云：“在天地，则气化流行，生生不息，是故谓之道。”（《孟子字义疏证》）

（2）太极阴阳说

阴阳观念，早于太极。如伯阳父曰：“……阳伏而不能出，阴破而不能蒸，于是有地震。”（《国语·周语》）然此时虽有阴阳，未成本道。至《易传》乃成阴阳二元本道之论，如“大哉乾元，万物资始，乃统天。云行雨施，品物流形。”（《易经·乾卦》）“至哉坤元，万物资生，乃顺承天。坤厚载物，德合无疆。含弘光大，品物咸亨。”（《易经·坤卦》）乾元为万物所资以始，坤元为万物所资以生。至《易传·系辞传》乃成宇宙一元本道之论，阴阳合一，统以太极。太极者，究竟致极之体。“易有太极，是生两仪，两仪生四象，四象生八卦。八卦定吉凶，吉凶生大业。”（《易传·系辞传》）万物万象，皆有正反，遂立阴阳，易而生动。始为太极，阴阳未分之体也，此为宇宙本道。本道运以阴阳之精气相感和合而生万物，云：“天地氤氲，万物化醇，男女构精，万物化生。……二气感应以相与。……山泽通气，然后能变化，即成万物也。”（《易传·说卦传》）宇宙本道为太极，阴阳从出谓之道（老子谓先有道而后有太极再有阴阳，而易说先有太极，太极非道，太极出阴阳，一阴一阳谓之道）。

邹衍创阴阳五行学说然著书不见，实为憾事。窥散论于他家可略知其宇宙观为源不可考，意为“推而远之，至天地未生，窈冥不可考而原也。”（其天道讲究阴阳五行变化，其人道讲究五德终始，其地理讲究大九州说。其说对吾人吾文化影响极大）

（3）惠子小一说

战国惠子云：“至大无外，谓之大一；至小无内，谓之小一。”（《庄子·天下》）因至小无内，故毕同；因至大无外，故毕异。“万物毕同毕异，此之谓大同异。”（《庄子·天下》）

（4）物自造说

此说为向秀、郭象所执，认为宇宙无所谓根本究竟，物皆自生自化，并无所待，自然而然也，云：“造物者无主，而物各自造。物各自造，而无所待焉，此天地之正也。”（《庄子注》）又云：“谁得先物者乎哉？吾以阴阳为先物，而阴阳者即所谓物耳。谁又先阴阳者乎？吾以自然为先之，而自然即物之自尔耳。吾以至道为先之矣，而至道者乃至无也。既以无矣，又奚为先？然则先物者谁乎哉？而犹有物,无已。明物之自然,非有使然也。"(《庄子注》）如造物者是无，则无以能生；如造物者是有，则即一物，不足以造万物。故实无造物者，亦无先物者。物各自造而无所待，物皆自然而非使然。云："无既无矣，则不能生有。有之未生，又不能为生。然则生生者谁哉？快然自生耳。自生耳，非我生也。我既不能生物，物亦不能生我，则我自然矣。自己而然，则谓之天然。……故物各自生而无所出焉，此天道也。"（《庄子注》）宇宙恒有，物自根本，未有无物之时，亦无从出之物。此论后继无人，实为憾事。

3. 宇宙运化

吾先贤于宇宙哲思，有一令人称道之洞见，即宇宙莫不在于时刻之运化（相对之常之静亦是一种运化）。运者，动也；化者，变也。运之果为化，化之渐为运。天地之道，功尽于运化。万事万物，无时无刻不在运动着，无时无刻不在经运动而变化着……如老子云："大曰逝，逝曰远，远曰反。"（《道德经·上篇》，然老子以静为动之归宿）孔子云："逝者如斯夫，不舍昼夜。"

（《论语·子罕》）庄子言万物自化，云："物之生也，若骤若驰，无动而不变，无时而不移。何为乎？何不为乎？夫固将自化。"（《庄子·秋水》）云："万物化作，萌区有状，盛衰之杀，变化之流也。"（《庄子·天道》）惠子云时空皆在变化，无穷无极，云："至大无外，谓之大一；至小无内，谓之小一。""无厚不可积也，其大千里。日方中方睨，物方生方死。"（《庄子·天下》）《易传》云："易穷则变，变则通，通则久。……时止则止，时行则行，动静不失其时，其道光明。"贾谊云："千变万化兮，未始有极。"（《鹏鸟赋》）周濂溪云："二气交感，化生万物，万物生生，而变化无穷焉。"（《太极图说》）王弼云："运化万变。"（但言静为动之本）张横渠云："气有阴阳，推行有渐为化，合一不测为神。"（《正蒙·神化篇》）程明道云："生生之谓易，是天之所以为道也，天只是以生为道。"（《河南程氏遗书》）程伊川云："天地之化，自然生生不穷。"（《河南程氏遗书》）王船山云："天地之德不易，而天地之化日新。……质日代而形如一，无恒器而有恒道也。"（《思问录·外篇》）颜习斋云："为运不息。"戴东原云："道言乎化之不已也。"（《原善》）诸论，皆言宇宙运化之实在。吾先哲又以为宇宙运化有其常则，其常则者为何？

（1）反复

吾哲人以为事物由无（有）而生，渐充盈至极盛，由极盛向其反面衰萎堕退终至消亡，而终则有始，循环反复，如是不已。正极而负曰反，终而又始曰复。（反者之意如西洋之否定，复者如西洋之否定之否定，然吾哲人并未对新之肯定（即否定之否定）予之详展其要旨，未对事物螺旋之“上升”波浪之“前进”细发其宗义，察事物之循环而未体事物之前进，觉形式之反复而未悟内容之发展）一反一复，宇宙运化之常则，如《易泰卦爻词》中云：“无平不陂，无往不复。”如《易复卦爻词》中云:“反复其道，七日来复。”老子云:“反之道之动。……万物并作，吾以观复。夫物芸芸，各复归其根。归根曰静，静曰谓复命，复命曰常。”《易传·系辞传》中云：“变化者，进退之象也。……一阖一辟谓之变，往来不穷谓之通。”认为一切事物皆以反复之形式发展变化。然事物必经“积”而反，如老子云：“图难于其易，为大于其细。天下难事，必作于易；天下大事，必作于细。……合抱之木，生于毫末；九层之台，起于累土；千里之行，始于足下。”《淮南子》中云：“积于柔则刚，积于弱则强，观其所积，以知祸福之乡。”然事物积至何处而反？至极处也，如《系辞下传》中云：“易穷则变，变则通，通则久。”如扬雄云：“阳不极则阴不萌，阴不极则阳不牙。”（《太玄经》）如程伊川云：“物极必反，其理须如此。”（《程氏易传》）如胡五峰云：“变异见于天者，理极而通，数穷而更，势尽而反，气滋而息。”（《知言》）以上为吾哲人之反复观，中有异说，终未成体候。

（2）矛盾

吾先哲早有事物矛盾之洞察，已蕴含今学辩证法“对立统一”之萌义。用词分殊不同，如以“阴阳、对、两、二”等词表述对立，以“合、和、一、交”等词表述统一，以“克、斗、反、分、争、仇”等词表述矛盾之对抗。为便今学析辨，刻以今词矛盾诸体梳理之。

——矛盾之普遍性与特殊性

矛盾存在于一切事物，一切事物发展过程皆为矛盾运动。对此，吾先哲早有洞见，如老子云：“万物负阴而抱阳，冲气以为和。”（《道德经·上篇》）阴阳者矛盾也。“一阴一阳之谓道”（《易传·系辞上传》）无阴阳既无变化，独阴独阳亦生生不息，宇宙谓之阴阳（矛盾）宇宙，运动谓之阴阳（矛盾）运动。惠子以为事物即有共同亦有殊异，云：“大同而与小同异，此之谓小同异；万物毕同毕异，此之谓大同异。”（《庄子·天下》）汉董仲舒云：“天地之气，合而为一，分为阴阳，判为四时，列为五行。”（《春秋繁露·五行相生》）太极者动静而生阴阳，阴阳变化乃生五行，进而生出万物，此即为矛盾运动，如宋周濂溪云：“太极动而生阳，动极而静，静而生阴，静极复动。一动一静，互为其根。……乾道成男，坤道成女。二气交感，化生万物。万物生生而变化无穷焉。”（《太极图说》）而天下事物，莫不有对（矛盾），矛盾之普遍性也，如宋程明道云：“天地万物之理，无独必有对，皆自然而然，非有安排也。……万物莫不有对，一阴一阳，一善一恶。阳长则阴消，善增则恶减，斯理也，推之其远乎！人只要知此耳。”（《河南程氏遗书》）再如朱晦庵云：“如天之生物，不能独阴必有阳，不能独阳必有阴，皆是对。……东之与西，上之与下，以至于寒暑昼夜生死，皆是相反而相对也。天地间物，未尝无相对者。”（《朱子语类》）天下事物，唯有矛盾，并无其他形式，如程明道云：“道无无对，有阴则有阳，有善则有恶，有是则有非。无一亦无三。”（《河南程氏遗书》）明清王船山以为任何事物，包括本原太极，皆为矛盾，深意为宇宙本原之太极亦为矛盾之物，宇宙无无矛盾之物，云：“太极之本体，中函阴阳自然必有之实。”（《张子正蒙注》）此皆言矛盾之普遍性。然不同事物亦具有不同的矛盾，如管子言治国治军应析以七法即“则、象、法、化、决塞、心术、计数”（《管子·七法》）之不同矛盾，而采取相应之策略。万物殊理，同一于道，如庄子云：“万物殊理，道不私。”（《庄子·则阳》）天地人事物不同矛盾亦不同，如《易传·说卦传》中云：“立天之道曰阴与阳，立地之道曰柔与刚，立人之道曰仁与义。”同一事物亦有矛盾，即阴阳之中又各有阴阳，如邵雍云：“动之大者谓之太阳，动之小者谓之少阳。静之大者谓之太阴，静之小者谓之少阴。……静之大者谓之太柔，静之小者谓之少柔。动之大者谓之太刚，动之小者谓之少刚。”（《皇极经世书·观物内篇》）一体之中，内含矛盾，如宋朱晦庵云：“统言阴阳只是两端，而阴中自分阴阳，阳中亦有阴阳。‘乾道成男，坤道成女’，男虽属阳，而不可谓其无阴；女虽属阴，亦不可谓其无阳。”（《朱子语类》）事物不同阶段亦存不同矛盾，其果亦不同，如老子曰：“道生一，一生二，二生三，三生万物。”（《道德经·下篇》）道，一（太极），二（天地阴阳），三（阴阳与冲气）之不同阶段所生一（太极）、二（天地阴阳）、三（阴阳与冲气）、万物各不同。矛盾又存主次，吾先贤谓之主辅也，如《左传·昭公三十二年》中史墨云：“物生有两、有三、有五、有陪贰。故天有三辰，地有五行，体有左右，各有妃耦，王有公，诸侯有卿，皆有贰也。”明确矛盾主次者为汉董仲舒，云：“阴者阳之合，妻者夫之合，子者父之合，臣者君之合。物莫无合，而合各有阴阳。……君臣、父子、夫妇之义，皆取诸阴阳之道。君为阳，臣为阴；父为阳，子为阴；夫为阳，妻为阴。”（《春秋繁露·基义》）此论致矛盾片面化、固定化。

——矛盾之统一性与多样性

不同矛盾谓之多样性，多样性之统一谓之和，矛盾相同谓之同。“和实生物，同则不继。”（《国语·郑语》）故不同（多样性）事物（矛盾）之统一方能派生出新事物，如春秋晏婴云：“和如羹焉，水、火、醯、醢、盐、梅，以烹鱼肉，燀之以薪，宰夫和之，齐之以味，济其不及，以泄其过。……若以水济水，谁能食之？若琴瑟之专壹，谁能听之？同之不可也如是。”（《左传·昭公二十年》）荀子言矛盾之统一，谓：“天地合而万物生，阴阳接而变化起。”（《荀子·礼论》）吾人最富有矛盾哲思的实证典籍为《孙子兵法》，即言兵家之敌我、强弱、攻守、胜负等矛盾之普遍性，又言具体战争中之始计、作战、兵势、行军、地形等诸多矛盾之特殊；战争即是多种矛盾的统一体，又体现主客、众寡、进退、虚实、分合、奇正、胜败等矛盾之多样性，因素互相依存，力量彼此斗争，进而导致战争结果之不同。

——矛盾同一性和斗争性

矛盾两方，相互依存，互为前提，谓之同一。老子云：“天下皆知美之为美，斯恶已。皆知善之为善，斯不善已。故有无相生，难易相成，长短相形，高下相倾，音声相和，前后相随。”（《道德经·上篇》）事物阴含阳，阳含阴，正含负，负含正，方得圆满，如老子云：“大成若缺，其用不弊；大盈若冲，其用不穷。大直若屈，大巧若拙，大辩若讷。”（《道德经·下篇》）矛盾殊途，同归于一，《易传》云：“天下同归而殊途，一致而百虑。”（《易传·系辞下传》）汉董仲舒亦云：“天之常道，相反之物者，不得两起，故谓之一。”（《春秋繁露·天道不二》）矛盾居同城而不可离，如贾谊《鹏鸟赋》云：“祸兮福所倚，福兮祸所伏。忧喜聚门兮，吉凶同域。”任何事物，皆相反相成，汉班固中云：“仁之与义，敬之与和，相反而皆相成也。”（《汉书》）故事无孤立之理，必含同一之性，无对立则亦无统一，无统一亦无所谓对立，如宋张横渠云：“两不立，则一不可见，一不可见，则两之用息。”又云：“物无孤立之理，非同异、屈伸、终始以发明之，则虽物非物也。事有始卒乃成，非同异、有无相感，则不见其成，不见其成则虽物非物，故一屈汉伸相感而利生焉。”（《正蒙·太和篇》）矛盾一体，只是一物，如朱晦庵云：“阴阳只是一气，阴气流行即为阳，阳气凝聚即为阴，非直有二物相对也。”（《朱子文集·答杨元范》）明清王船山以为矛盾同存于一（太极），云：“乾坤并建，以为大始，以为永成。”（《周易·外传》）且矛盾互相依存，云：“无有阴而无阳，无有阳而无阴，两相倚而不离也。”（《周易·内传》）矛盾双方，彼此依因转化，此亦同一之性所决，动静互转，阴阳互化。如管子云：“天道之数，至则反，盛则衰。”（《管子·重令》）如庄子云：“阴阳相照，相盖相治，四时相代，相生相杀。”（《庄子·杂篇》）如周濂溪云：“太极动而生阳，动极而静，静而生阴，静极复动。一动一静，互为其根。”（《太极图说》）量积而质变，积成相反，如《淮南王书》中云：“积于弱则刚，积于弱则强，观其所积，以知祸福之乡。……阳不极则阴不萌，阴不极则阳不芽。”明方以智以相因相反言对立互相转化，云：“吾尝言天地间之至理，凡相因者皆极相反。……所谓相反相因者，相捄相胜而相成也。”（《东西均·反因》）相反者互相对待，相因者互相倚恃，相反相因互相转化；相捄者互相结合，相胜者互相斗争，终致相成也。然矛盾之斗争者，反也，无时不在，无处不在，而积、穷、终、极皆为反之条件也。如老子云：“反者道之动。”（《道德经·下篇》）庄子云：“穷则反，终则始，此物之所有。”（《庄子·则阳》）《黄帝内经》言阴阳失调，治其反面，即阳病治阴，阴病治阳，谓矛盾之斗争性。魏刘劭云：“物势之反，乃君子所谓道也。”（《人物志》）宋程伊川云：“物极必反，其理须如此。有生便有死，有始便有终。”（《程氏易传》）

——矛盾对抗之法

矛盾之斗争虽无时无处不在，然对抗并非其唯一形式。有些矛盾需以对抗之斗争为唯一转化之条件，亦有些矛盾不待发展至对抗而已转化，吾人犹善后者之道，如管子建不致其度，阻盛极而衰，如管子云：“奋盛苓落也。盛而不落者，未之有也。故有道者不平其称，不满其量，不依其乐，不致其度。”（《管子·宙合》）其实质为保持不衰。老子创贵柔、守雌和不争之法，云：“人之生也柔弱，其死也坚强。草木之生也柔脆，其死也枯槁。故坚强者死之徒，柔弱者生之徒。”（《道德经·下篇》）喻柔弱乃生存之路，坚强乃死亡之路。又云：“善为士者，不武；善战者，不怒；善胜敌者，不与；善用人者，为之下。是谓不争之德。……天之道，不争而善胜。”（《道德经·下篇》）以不争致争，不争者善胜之法也，其实质为用柔转化。孔子承中庸之法，中者既“不过”，亦无“不及”，恰如其分也；庸者，用也（郑玄语）中庸即用中也。然中庸之道，其实质为事物守衡之法，非事物创新发展之途。《易传·系辞》讲究“刚柔相推而生变化”。孙子持奇正相生，以应转化之道，如孙子云：“凡战者，以正合，以奇胜。故善出奇者，无穷如天地，不竭如江海。……战势不过奇正，奇正之变，不可胜穷也。奇正相生，如环之无端，孰能穷之？”（《孙子兵法·兵势篇》）庄子悟“道通为一”（《庄子·齐物论》）以道归宿于一（统一）而否认现象无差别。荀子秉和（对立统一）而生万物，云：“万物各得其和以生，各得其养以成。”（《荀子·天论》）韩非以斗为绝对，云：“以为不可陷之盾与不陷之矛，为名不可两立也。”（《韩非子·难势》）而略矛盾并非皆势不两立之矛盾。《黄帝内经》循斗争求平衡，治阴阳之反面之斗争致阴阳平衡之统一。汉董仲舒扬天帝之旨合阳配阴（阳尊阴卑），云：“天之亲阳而疏阴。”（《春秋繁露·基义》）决阴阳之归宿于天定尊卑。汉扬雄执至极而反，云：“阳不极则阴不萌，阴不极则阳不芽。”（《太玄·玄摛》）宋张横渠言两故化法，言事物运动变化根源于事物内在之对立统一，云：“一物两体，气也。一故神，两故化，此天之所以参也。……凡圜转之物，动必有机；既谓之机，则动非自外也。”（《正蒙·参两篇》）宋王安石举道立于两，奇偶相成，即对立两方，奇偶相辅，阴阳互配，相反相成。宋程明道程伊川举物极必反但遵天理之法，于《程氏易传》中云：“物理极而必反，故泰极则否，否极则泰。……极而必反，理之常也。”然此种反不能触天理定序，故又云：“天而在上，泽而处下，上下之分，尊卑之义，理之当也。”宋朱晦庵生一生两法，即对立统一为一，生两对立，一面又生两对立，至无穷，云：“此只是一分为二，节节如此，以至于无穷，皆是一生两尔。”（《朱子语类》）二之彼此地位“不移”，云：“君臣父子定位不移，事之常也。”（《甲寅行宫便殿奏劄二》）明清王船山谙二端摩荡、变化无穷之理，以为变化之根源事物内部之矛盾两端，云：“天下之变万，而要归于两端。”（《老子衍》）即“一气之中，二端既肇，摩之荡之，而变化无穷。”（《张子正蒙注·太和》）同时，清晰理辩一二合分之道，一云：“合二以一者，既分一为二之所固有矣。”二云：“合二为一与分一为二谓宇宙之气之两种状态。”三云：“合二为一为气化过程之终点与始点，而分一为二为气化过程之中间节点。”由此观之，王夫之深谙矛盾（对立统一）之道也。

（3）势态

势者，运化之内外动力也；态者，运化之终始状态也。

动力者，谓宇宙运化有无目的？或有无主使？或源于内外？状态者，谓宇宙有无终始？诸子哲思之前，人处蒙初，多昧信有神为运化之主宰，至诸子于宇宙运化加思考而亦清晰。如老子否认神意天志，主张自然之论，运化并无目的，亦无主使，生生于自然。言：“天地不仁，以万物为刍狗；圣人不仁，以百姓为刍狗。天地之间，其犹橐籥乎？虚而不屈，动而愈出。”（《道德经·上篇》）道生万物，万物尊道，道自然故万物亦自然，云：

“道生之，德畜之，物形之，势成之。是以万物莫不尊道而贵德。道之尊，德之贵，夫莫之命而常自然。”（《道德经·下篇》）老子以为宇宙运化有始，道为一切之本。云：“天下有始，以为天下母。既得其母，以知其子。”（《道德经·下篇》）墨子讲天志，天生一切物，为利民爱人也。云：“且吾所以知天之爱民之厚者，有矣。曰：以磨为日月星辰，以昭道之；制为四时春秋冬夏，以纪纲之；雷降雪霜雨露以长遂五谷麻丝，使民得而财利之；列为山川溪谷，播赋百事以临司民之善否；为王公侯伯，使之赏贤而罚暴；贼金木鸟兽，从事乎五谷麻丝，以为民衣食之财。”（《墨子·天志》）庄子言宇宙运化，源于宇宙内在机缄而不得不为之，未曾主宰。云：“天其运乎？地其处乎？日月其争于所乎？孰主张是？孰维纲是？孰居无事推而行是？意者其有机缄而不得已邪？意者其运转而不能自止邪？”（《庄子·天运》）是谓：“天不得不高，地不得不广，日月不得不行，万物不得不昌。”（《庄子·知北游》）关于宇宙终始，庄子以为无所谓终始，如若有始，则应有尚未有始之时，更应有尚未有这尚未有始之时，如此至无穷，云：“有始也者，有未始有始也者，有未始有夫未始有始也者。”（《庄子·齐物论》）即“……无古无今，无始无终……”（《庄子·知北游》）关于万物，庄子谓之自化，云：“物之生也，若骤若驰，无动而不变，无时而不移。何为乎？何不为乎？夫固将自化。”（《庄子·秋水》）又言万物本同种，由境而形各，云：“万物皆种也，以不同形相禅。始卒若环，莫得其伦。是谓天均。”（《庄子·寓言》）庄子以为天地只是一物，时空无穷无极，万物毕同毕异，云空：“至大无外，谓之大一；至小无内，谓之小一。无厚不可积也，其大千里。”云时：“日方中方睨，物方生方死。”云万物：“大同而与小同异，此之谓小同异。万物毕同毕异，此之谓大同异。”《庄子·天下》宇宙万物不可分割、不可实有，故泛爱万物，天地一体也。《易传》言阴阳万物非有主宰，更无目的，宇宙变化能变妙用谓之神，云：“神无方而易无体……阴阳不测之谓神……变动不居，周流六虚，上下无常，刚柔相易，不可为典要，唯变所适。”（《易传·系辞传》）《易传·说卦传》直云：“神也者，妙万物而为言者也。……是以立天之道，曰阴曰阳；立地之道，曰柔曰刚；立人之道，曰仁曰义。”荀子讲天行无失，行之于神也。神者，非人格之神，非实体之神，非主宰之神，乃事物运行变化之妙用。云：“天行有常，不为尧存，不为桀亡。……列星随旋，日月递炤，四时代御，阴阳大化，风雨博施，万物各得其和以生，各得其养以成，不见其事而见其功，夫是之谓神。”（《荀子·天论》）汉董仲舒执天意，以为天生万物，天意告人，云：

"天常以爱利为意，以养长为事，春秋冬夏，皆其用也。"（《春秋繁露·王道通三》）汉王充唱自然之说，否认天意否认目的。云："天地合气，万物自生，犹夫妇合气，子自生矣。……天动不欲以生物，而物自生，此则自然也；施气不欲为物，而物自为，此则无为也。……天道无为，故春不为生，而夏不为长，秋不为成，冬不为藏。阳气自出，物自生长；阴气自起，物自成藏。"（《论衡·自然篇》）魏晋王弼亦主张自然无为之论，言："天地任自然，无为无造，万物自相治理。……天地不为兽生刍，而兽食刍，不为人生狗，而人食狗，无为于万物而万物各适其所用。"（《老子注》）宋邵康节谓神乃变易之主宰，变易乃神之作用，云："神者，易之主也，所以无方；易者，神之用也，所以无体。神无方而易无体，滞于一方则不能变化，非神也。"而关于宇宙之状态，邵康节讲天地为物故有终始，而宇宙运化谓之无穷，云："易之数穷，天地终始。或曰，天地亦有终始乎？曰，既有消长，岂无终始？天地虽大，是亦形器，乃二物也。"（《皇极经世书·观物外篇》）宋周濂溪言宇宙运化皆为神用，运之无形，化之无迹，云："动而无静，静而无动，物也。动而无动，静而无静，神也。动而无动，静而无静，非不动不静也。物则不通，神妙万物。"（《通书》）宋张横渠谓神乃天之性德，云："神化者，天之良能，非人能。……天之不测谓神，神而有常谓无。……天下之动，神鼓之也。”（《正蒙·神化篇》）宋程明道言神乃本道之功能妙用，曰：“生生则谓易，生生之用则神也。……冬寒夏暑，阴阳也；所以运动变化者，神也。”（《河南程氏遗书》）关于宇宙终始，程明道云：“亦无始，亦无终，亦无因甚有，亦无因甚无。”（《河南程氏遗书》）明清王船山言运化生息，无所谓终始，天地亦然。另简而言之有无，老子执无为根本，天下万物生于有，有生无。承此说有魏晋之何晏、王弼。庄子执有无统一，有亦无，无亦有。宋张横渠执有为根本，无所谓无，幽明而已。宋程明道执不可言有无，亦不可言无无。明清王船山否认无之存在，谓无者唯人暂不知也。物质恒有，无生无灭，皆往来聚散而已。

二、地道

地载事物。地道者，即事物反映之道，近西哲之认识论也。吾“人”之成人，绝非一夜觉醒，立志为人，纵身下树而成，渐化而已。故人于事物之意识，亦非落地突发，而是与事物不断“你来我往”（你来者，谓事物之决定；我往者，谓意识之促进）、“你进我善”（你进者，谓事物之本质；我善者，谓意识之完善。），源此来往进善之经历，吾人渐得事物反映之道，分别以名实〔主观（意识）与客观（实际）、思维与存在〕、知论（知识本身）、知行（认识与实践）等哲思简述。

1. 名实

名者，概念；实者，实在。名实者，今言之即主观与客观、知识与其对象。吾人论名实，亦即述思维之规律。

如：管子因物定名，名为事物之反映，故云："物至而命之。"（《管子·白心》）因何而命？云："诂形以名，以形侔名。"（《管子·心术》）命之如何？云："物固有形，形固有名，名当谓之圣人。……言不得过实，实不得延名。"（《管子·心术》）

如：老子之无名说，言道无法用概念所描述，故云："道可道，非常道；名可名，非常名。"即"道常无名"虽"吾不知其名，字之曰道，强为之名曰大"而已。同时，道亦无法用思维所把握，故云："道之为物，惟恍唯惚。惚兮恍兮，其中有象；恍兮惚兮，其中有物。窈兮冥兮，其中有精；其精甚真，其中有信。"即有象有物有精有信，然又惟恍惟惚，亦有亦无，非有非无，"故常无，欲以观其妙；常有，欲以观其徼。"（《道德经·上篇》）老子之道超乎感觉经验，无法用"名"形容，出言离言尔。然老子知"有名"而言无名，欲归"无名之朴"，如"自古及今，其名不去，以阅众甫。吾何以知众甫之状哉?以此。”（《道德经·上篇》）名实之争，实为老子首论。

如：孔子之名实相符说，孔子之时，正值礼崩乐坏、是非无名之时，许多事物名存实亡、名乱事非，故孔子主张正名，以切名实，以正礼乐，以合道德。如子路曰：“卫君待子而为政，子将奚先?”子曰：“必也正名乎！”子路曰：“有是哉，子之迂也！奚其正?”子曰：“野哉，由也！君子于其所不知，盖阙如也。名不正，则言不顺；言不顺，则事不成；事不成，则礼乐不兴；礼乐不兴，则刑罚不中；刑罚不中，则民无所错手足。故君子名之必可言也，言之必可行也。君子于其言，无所苟而已矣。”（《论语·子路》）孔子极重视名词之别，必以正名，如冉子退朝，子曰：“何晏也?”对曰：“有政。”子曰：“其事也！如有政，虽不吾以，吾其与闻之。”（《论语·子路》）政事之别如此。

如：墨子名由实取说，无实即无名，云：“皑者白也，黔者黑也，虽明目者无以易之。兼白黑，使瞽取焉，不能知也。故我曰瞽者不知白黑者，非以其名也，以其取也。”（《墨子·贵义》）即盲人不知白黑，实际上是不知白黑之实。伸义言时之君子唯会嘴上谈仁，然不能区分具体行为仁与不仁，实际上即不知仁，故伪也。后期墨家予此基础提出以名举实，实一名二，名实相符，且实不必名而存在。同时言人之交流，或以名示人如“举友富商也”或以实示人如“指是霍（鹤）也”。墨派又尝区别于名为三：“达”者普遍事物之概念，如天下通称为“物”“类”者特殊类具之概念，如动物之“马”类、“私”者个别特定之名称，如“追风、晨凫”之私马之名。

如：宋钘、尹文名实相符说，云：“物固有形，形固有名，此言名不得过实，实不得延名。……名实不伤，不乱於天而天下治。……正名自治，奇名自废，名正法备，则圣人无事。”（《管子·心术》）

如：杨朱有实无名说，只认可实物之存在，否认名之存在，一切名皆为人造，云：“实无名，名无实。名者，伪而已矣。……实者，固非名之所与也。”（《列子·杨朱篇》）

如：公孙龙名正其实说，言万物因实而在，名应正其所实，正者符合也，云：“天地与其所产焉，物也。物以物其所物，而不过焉，实也。实以实其所实，而不旷焉，位也。出其所位，非位；位其所位焉，正也。以其所正，正其所不正；以其所不正，疑其所正。其正者，正其所实也；正其所实者，正其名也。”（《公孙龙子·名实论》）故“其名正，则唯乎其彼此焉。”（《公孙龙子·名实论》）即彼名当于彼实，此名当于此实。同时实变即名亦非名，名者称谓实也，若所称谓之实非实或所称谓之实已变化不在其位，则即不能复称其名，故云：“夫名，实谓也。知此之非此也，知此之不在此也，则不谓也；知彼之非彼也，知彼之不在彼也，则不谓也。”（《公孙龙子·名实论》）天下之概念或无觉或无在，而天下之物实在，故云：“指（概念）也者，天下之所无也；物也者，天人之所有也。”（《公孙龙子·指物论》）然天下不可无指（概念），否则物无法谓物，即物将无所表达，故云：“天下无指，物无可以谓物。”（《公孙龙子·指物论》）公孙龙之白马非马（不是说白马不是马不属于马，而是与马有区别异于马），正名之实用，看到了一般与个别之殊。然其离坚白之说则完全割裂了事物与属性、属性与属性之间联系，取消了一般与个别的联系，谓一般可脱离个别而独立存在，绝对于名，相对于物，将名脱离于事物，陷于唯心。此点惠子不同公孙龙，惠子虽同为名家，然以物为第一，名为第二。

如：庄子道不可言、名为治具之说，意为“道不可闻，闻而非也；道不可见，见而非也；道不可言，言而非也。……有问道而应之者，不知道也；虽问道者，亦未闻道。道无问，问无应。无问问之，是问穷也”。（《庄子·知北游》）然道不可言，人何以知？庄子云：“意之所随者，不可以言传也。”于名者，庄子云：“骤而语形名赏罚，此有知治之具，非知治之道。可用于天下，不足以用天下。”

（《庄子·天道》）以反对正名治国说。

如：荀子制名以指实说，何为名？“名也者，所以期累实也。”（《荀子·正名》）实为名之内容，名为实之反映。荀子制名，一为正等级，二为用交流，云：“异形离心交喻，异物名实玄纽。贵贱不明，同异不别。如是，则志必有不喻之患，而事必有困废之祸。故知者为之分别，制名以指实，上以明贵贱，下以辨同异。贵贱明，同异别，如是，则志无不喻之患，事无困废之祸。此所为有名也。”（《荀子·正名》）进而“莫敢托为奇辞以乱正名”，“名定而实辨，道行而志通。”

如：邹衍以名举实说，邹衍书不传，其名实论经司马迁《史记》以及刘向《别录》推测之，觉其说有益，录此。邹衍以“五胜三至”原则驳公孙龙“白马非马”说，以为强词夺理，言辞胜人非辩中之道，云：“彼天下之辩，有五胜三至，而辞正为下。”三至者（五胜内容不传）“别殊类既列名实、序异端既见判断、抒意通指明其所谓既推结论。”

如：韩非子形名统一，循名责实说，云：“名实相持而成，形影相应而立。”（《韩非子·功名》）形名乃言事也。“君操其名，臣效其形，形名参同，上下和调也。”（《韩非子·扬权》）何以治？云：“术者，因任而授官，循名而责实，操生杀之柄，课群臣之能者也。”

（《韩非子·定法》）

如：汉董仲舒名由天地说，圣人代天发意，言天神有意，圣人代言，云："古之圣人，謞而效天地谓之号。鸣而施命谓之名。……名号异声而同本，皆鸣号而达天意者也。天不言，使人发其意。"（《春秋繁露·深察名号》）而名之用，圣人达天意尔。云："……是故事各顺于名，名各顺于天，天人之际，合而为一。……名者，圣人之所以真物也。……名物如其真，不失秋毫之末。……圣人之谨于正名如此，君子于其言，无所苟而已。"（《春秋繁露·深察名号》）而治国之端，在于正名；正名者，在于深察名号，云："治天下之端，在审辨大。辨大之端，在深察名号。"（《春秋繁露·深察名号》）而正名者在于明义，"名者所以别物也。亲者重，疏者轻；尊者文，卑者质；近者详，远者略。……万物载名而所生，圣人因其象而命之。"（《春秋繁露·天地阴阳》）

如：汉徐幹名从实立说，有实方有名，名从实起，云："名者，所以名实也。实立而名从之，非名立而实从之也。故长形立而名之曰长，短形立而名之曰短。非长短之名先立，而长短之形从之也。"（《中论·考伪》）

如：魏晋王弼忘言忘象说，大道无形，故名之不当、称之不尽，名者为分别故必不周，称者有根据故必不尽，故云："名之不能当，称之不能既。名必有所分，称必有所由。有分则有不兼，有由则有不尽；不兼则大殊其真，不尽则不可以名。”《老子·指略》忘言忘象旨在得意，因象由言达，故得象在忘言；因象生于意，故得意在忘象。魏晋还有一种论说，即形名有别，云：“名者，名形者也；形者，应名者也。然形非名也，名非正形也；则形之与名，居然别矣，不可相乱，亦不可相无。……形以定名，名以定事，事以验名。”（《尹文子》）而名者，为人君之治术，云：“术者，人君之所密用，群下不可妄窥；势者，制法之利器，群下不可妄为。”（《尹文子》）

如：晋欧阳建言尽意说，一谓事物不依名而独立存在，云：“形不待名，而方圆已著；色不俟称，而黑白以彰。然则名之于物，无施者也；言之于理，无为者也。”（《言尽意论》）二谓事物须用名达，云：“非物有自然之名，理有必定之称也。欲辨其实，则殊其名；欲宣其志，则立其称。……理得于心，非言不畅；物定于彼，非名不辨。言不畅志，则无以相接；名不辨物，则鉴识不显。鉴识显而名品殊，言称接而情志畅。”（《言尽意论》）三谓名与事物相一不二，言无不尽，云：“名逐物而迁，言因理而变。此犹声发响应，形存影附，不得相与为二。苟其不二，则言无不尽矣。”（《言尽意论》）

如：唐刘知几名为实宾说，云：“夫名以定体，为实之宾，苟失其途，有乖至理。”（《史通》）倡直书史实。

如：明傅山实定名说，实定名，名达实，实名不混；名随实起，实变名变。

如：明清王船山名从实起，交相为用说，认为名从实起，言必拟实，实由名立，名实交相。若知实而不知名，则止于感性经验；若知名而不知实，则陷唯心之囹圄。

2. 知论

知者，历来哲人为之兴趣，然无公论。吾私谓之知者，即知识本身，为人之“觉悟”也，觉悟者，即有思维之实践（技能），亦有实践之思维（认识）。知者所生，一谓内外合一，即人有先天之“悟”性生于内，然须后天“觉”之实践之启于外，内外合一，方可生知。二谓知由实生，即“实”已在，且无穷，而“知”为人之不断觉悟“实”而已；所知之“实”虽无穷，而个体之“力知”有限，以有限逐无穷，故智慧生生不息矣；“知”之能无穷，而“知”之力有限，经个体之人力开人类之功能，以有限发无穷，故文明硕果累累；此后天之“觉”，有直接之亲觉（实践），亦有闻说之间觉（理论），闻说之间觉终可循于直接之亲觉，故以实决觉，觉悟合一，方可生知。三谓实由知辨，即人虽为物，然竟别于物；知由人起，物由人对；别在于知，别在于对。故物之实由人之知，因对而辨。

论知必首探其源，知源何处？吾人早有论说，拣其明言，经略有四：

——观复无知

老子主张观复知常，道不言说，云："致虚极，守静笃。万物并作，吾以观其复。夫物芸芸，各复归其根。归根曰静，静曰复命，复命曰常，知常曰明。不知常！妄作凶。"（《道德经·上篇》）又云："道可道，非常道；名可名，非常名。"（《道德经·上篇》）

庄子强调无知坐忘，云："无知无能者，固人之所不免也。夫务免乎人之所不免者，岂不亦悲哉！"（《庄子·知北游》）"知止其所不知，至矣。"（《庄子·齐物论》）主张"堕肢体，黜聪明，离形去知，同於大通，此谓坐忘。"（《庄子·大宗师》）

——物我相交说

知为统一之过程，必含物我，缺者不成。

如墨子以官为能，以物为觉，以心为知。知源耳目，闻见于外物，方察知有无，云："闻，耳之聪也。循所闻而得其意，心之察也。言，口之利也。执所言而意得见，心之辩也。"（《墨子·经上》）又云："天下之所以察知有与无之道者，必以众之耳目之实，知有与亡为仪者也。请惑闻之见之，则必以为有，莫见莫闻，则必以为无。"（《墨子·明鬼下》）名由实取，以为知为人才（功能），需与物接（相遇），且能貌见（反映）致智（著明），云：“知，材也。……知，接也。……知：知也者，以知其过物而能貌之，若见。”（《墨子·经说上》）进而还需理性思辩“智：智也者，以其知论物，而其知之也著，若明。”（《墨子·经说上》）墨子以为知之有三，为听闻、推导、亲历而得，云：“知：闻、说、亲。……知，传授之闻也。方不障，说也。身观焉，亲也。”然知与不知之别在于“非以其名也，以其取也”之实际应用。（有人言别墨，今放此只为说知之观点。）

再如荀子以为知由五官经心（能力）而成，云：“所以知之在人者，谓之知。”（《荀子·正名》），此谓人有知之能；又云：“凡以知，人之性也；可以知，物之理也。”（《荀子·解蔽》）此谓知之理；再云：“耳目口鼻形，能各有接而不相能也，夫是之谓天官。心居中虚，以治五官，夫是之谓天君。”（《荀子·天论》）“人何以知道？曰心。心何以知？曰虚壹而静。”（《荀子·解蔽》）虚心以受，壹心以专，静心不偏，方不蔽一曲，至大清明，此谓知之途。

再如《淮南子》以为“物至而神应，知之动也。知与物接，而好憎生焉”。经“去智”“节欲”之养心以返“虚、静”之本性，直觉（非理性）与物，方为得道。

再如汉王充以为知者不能性知，需来源耳目，方有所描述，云：“如无闻见，则无所状。”闻见所得，未必得知，或经学问、思虑，“知物由学，学之乃知，不问不识。……圣贤不能性知，须任耳目以定情实。其任耳目也，可知之事，思之辄决；不可知之事，待问乃解。……不学自知，不问自晓，古今行事，未之有也”。（《论衡·实知篇》）或经日为而知成，云：“齐部世刺绣，恒女无不能；襄邑俗织锦，钝妇无不巧。日见之，日为之，手狎也。……从农论田，田夫胜；从商讲贾，贾人贤。”（《论衡·程材篇》）

再如宋张横渠以为知有德性所知和见闻之知，言德性所知，非原于感官，在于德性修养致天德，旨在于理性，云：“诚明所知，乃天德良知，非闻见小知而已。”（《正蒙·诚明篇》）言见闻之知，旨在于感受，其源于物，云：“感亦须待有物，有物则有感，无物则无感！”（《张子语录上》）法于交，云：“人谓己有知，由耳目有也；人之有受，由内外之合也。……见闻之知，乃物交而知，非德性所知。德性所知，不萌于见闻。”（《正蒙·大心篇》）

再如宋叶适认为知者乃感物与心思之内外交相以成，感物者、耳目者从外入内，心思者由内而外，内外交相成之道，云：“耳目之官不思而为聪明，自外入以成其内也；思日睿，自内出以成其外也。……古人未有不内外交相成而至于圣贤。”（《习学记言》）

再如明王浚川主张思与见闻相会，云："心者，栖神之舍；神者，知识之本；思者，神识之妙用也。自圣人以下，必待此而后知。故神者在内之灵，见闻者在外之资。物理不见不闻。虽圣哲亦不能索而知之。"故"夫圣贤之所以为知者，不过思与见闻之会而已。"(《雅述》)

再如明清王船山言外物非依吾心，云："天下何思何虑，则天下之有无，非思虑之所能起灭，明矣。"(《思问录·内篇》)又言所知者为外在之环境，实有其体；能知者为内在之功能，实有其用，云："然而以心合道，其有'能'有'所'也，则又固然而不容昧。"所外而能内，不得援所归内，易致主观唯心；亦不得推能于外，易致客观唯心。又言知者非生而固有，日新自生，云："知见之所自生，非固有；非固有而自生者，日新之命也。"(《思问录·内篇》)又言致知格物为二事，道德之知在于致知，事物之知在于格物，即别于程朱之一切知识必待格物方能致之，又别于陆王之一切知识唯吾心自有之。

——我固有之说

知者，我本固有，非由外铄。

如孟子言善恶之知识(非一切知识)，是生而自有，非由外铄，云："人之所不学而能者，其良能也；所不虑而知者，其良知也。孩提之童，无不知爱其亲者；及其长也，无不知敬其兄也，亲亲，仁也；敬长，义也。"(《孟

子·尽心》）欲求真知，必反求于心，云：“尽其心者，知其性也，知其性则知天矣。”（《孟子·尽心》）

再如宋程明道以为知源于内心，亦讲究尽心知性，知性知天，云：“只心便是天，尽之便知性，知性便知天。……耳目能视听而不能远者，气有限耳。心则无远近也。”（《河南程氏遗书》）

再如宋程伊川以为知分二说，德性之知在闻见之知之上，是谓普遍之理，而闻见之知为一物之理，特殊之理。然无论德性之知或闻见之知，皆为人所固有，必格物致知：其知之能，吾所固有，云：“知者吾之所固有，然不致则不能得之，而致知必有道，故曰致知在格物。”其知之理，即所致得之知，实为本来固有之知，亦在吾所固有，云：“致知在格物，非由外铄我也，我固有之也。因物有迁迷而不知，则天理灭矣，故圣人欲格之。”（《晁氏客语》）

再如宋朱晦庵以为心本有知，心具万理，然必以格物之法，方达心知；必穷尽万物之理，方明众理之心，故云：“所谓致知在格物者，言欲致吾之知，在即物而穷其理也。盖人心之灵，莫不有知；而天人之物，莫不有理。惟于理有未穷，故其知有不尽也。”（《大学章句·补格物章》）故云：“知者吾心之知，理者事物之理。以此知彼，自有主宾之辨。”（《晦庵先生朱文公文集》）对于致

知格物者，云："致知格物，只是一事，非是今日格物，明日又致知。格物以理言也；致知以心言也。"（《朱子语类》）

再如宋陆象山言人心知源具理，明理只须尽心，云："人心至灵，此理至明。人皆有是心，心皆具是理。"又云："所贵乎学者，为其欲穷此理，尽此心也。"（《陆九渊全集》）心中含理，故不必求之于外，只须反求吾心，即尽此心者，故能知性知天。

再如明王阳明以为宇宙万理，吾心自有，唯须致吾良知，便得圆满知识，云："夫物理不外于吾心，外吾心而求物理，无物理矣；遗物理而求吾心，吾心又何物邪？"（《答顾东桥书》）又言心物不二，离心识则无事物，离对象亦无心识，能知与所知谓一而不可分，云："有是意即有是物，无是意即无是物矣。"（《传习录·答顾东桥书》）

——知由外来说

知由外来，实物我相交之另类，唯重于外物，故虽简亦单列。

如清颜习斋以为物不倚知，离物则无知；知倚于物，无知则未必无物。知识源于实践，必亲下手方能得之。

再如清戴东原以为血气心知，云："味也、声也、色也在物，而接于我之血气；理义在事，而接于我之心知。

血气心知，由自具之能：口能辨味，耳能辨声，目能辨色，心能辨夫理义。”（《孟子字义疏证》）强调理在事情，不在事外；心中无理，心能知理，必求于物。

论知必及真知，吾人哲思甚丰。何谓真知？吾取“真”为“真正”之意，“真知”即“真正的知识本身”，而非指内容，即真实的道理（真理）而言。故“真”者与“假”相对、与“合”趋义；“正”者与“过”相对、与“道”相合，“真正”即“合道”，“真知”即“合道之知识”（此道为个人以之为道）。吾人真知略说：

墨子言真知有三标准，一上本法古代圣王之言行（间接经验）；二下原察百姓耳目之经验（直接经验）；三中观国家和人民之应用效果（实践利弊）。云：“言必有三表。何谓三表？子墨子言曰：有本之者，有原之者，有用之者。于何本之？上本之于古者圣王之事。于何原之？下原察百姓耳目之实。于何用之？废以为刑政，观其中国家百姓人民之利。”

庄子言真知难辨，彼有彼是非，此有此是非，是非之途，樊然淆乱，云：“物无非彼，物无非是。”（《庄子·齐物论》）言是非更云：“天下是非，果未可定也。”（《庄子·至乐》）又云：“天下非有公是也，而各是其所是。”（《庄子·徐无鬼》）故庄子言“不谴是非，以与世俗处。”（《庄子·齐物论》）然真知非无，唯达道之人可也，云：

“且有真人而后有真知。”（《庄子·大宗师》）

后期墨家直言真知之客观、是非之明确，云：“辩：或谓之牛，或谓之非牛，是争彼也。是不俱当。不俱当，必或不当。”（《墨子·经说下》）故“辩也者，或谓之是，或谓之非，当者胜也。”（《墨子·经说上》）同时从名实角度言真知，即“名实合为”，名实相合，谓之真知；何以验证？为也，即行动，用行动检验名实相合。

荀子言真知者在于“知有所合谓之智。”（《荀子·正名》）智者真知也，即主观认识与客观实际相符合。其标准者辨合符验也，云：“故善言古者必有节（验证）于今，善言天者必有征于人。凡论者，贵其有辨合，有符验，故坐而言之，起而可设，张而可施行。”（《荀子·性恶》）辨合者，与事实相符也；符验者，经事实验证也。其方法者度验参也，云：“是非疑，则度之以远事，验之以近物，参之以平心。”（《荀子·大略》）其流蔽者一曲（片面）也，云：“凡人之患，蔽于一曲，而暗于大理。”（《荀子·解蔽》）其蔽之害者惑乱也，云：“曲知之人，观于道之一隅而未之之能识也，故以为足而饰之；内以自乱，外以惑人，上以蔽下，下以蔽上，此蔽塞之祸也。”（《荀子·解蔽》）其蔽之因谓人私也，云：“私其所积，唯恐闻其恶也；倚其所私以观异术，唯恐闻其美也。”（《荀子·解蔽》）其何以解蔽？云：

“圣人知心术之患，见蔽塞之祸，故无欲、无恶，无始、无终，无近、无远，无博、无浅，无古、无今，兼陈万物而中县衡焉，是故众异不得相蔽以乱其伦也。”（《荀子·解蔽》）

韩非子言真知以参验为表准，云：“循名实而定是非，因参验而审言辞。”（《韩非子·奸劫弑臣》）更断言“无参验而必（武断）之者，愚也。弗能必（武断）而据之者，诬也。”（《韩非子·显学》）

汉董仲舒言真知者乃王意定是非，首先云：“名者，大理之首章也。……是非之正，取之逆顺；逆顺之正，取之名号；名号之正，取之天地；天地为名号之大义也。”（《春秋繁露·深察名号》）而“天不言，使人发其意。”（《春秋繁露·深察名号》）又云：“唯天子受命于天，天下受命于天子。”（《春秋繁露·深察名号》）

汉扬雄言真知以无验而言之谓妄，云：“君子之言，幽必有验乎明，远必有验乎近，大必有验乎小，微必有验乎著。无验而言之谓妄。”（《法言·问神》）

汉王充言真知重效（效验）证（证验），批评唯心之论，强调“事莫明于有效（实效）”；二驳感觉经验，注重“论莫定于有证（逻辑）”（《论衡·薄葬篇》）

三国嵇康言真知不以主观臆断，云：“善求者，观物于微，触类而长，不以己为度也。”（《嵇康集校注·答释难宅无吉凶摄生论》）亦不以古义前言为据，云："夫推理辨物，当先求之自然之理。理已定，然后借古义以明之耳。今未得之于心，而多恃前言以为谈证，自此以往，恐巧历不能纪。"（《嵇康集校注·声无哀乐论》）当以主观认识和客观校验得至理，云："夫至理诚微，善溺于世，然或可求诸身而后悟，校外物以知之者。"（《嵇康集校注·答向子期难养生论》）

魏晋郭象言真知无是无非，云："是非无主，纷然淆乱。"是非皆主观，云："彼之于我，既同于自是，又均于相非。均于相非，则天下无是；同于自是，则天下无非。"故需各任其是，云："是非之竟无常，故唯莫之辩而任其自是，然后荡然俱得。"（《庄子注·齐物论》）

唐刘禹锡言真知以法定是非为表，云："人能胜乎天者，法也。法大行，则是为公是，非为公非，天下之人蹈道必赏，违之必罚。……法小弛，则是非驳，赏不必尽善，罚不必尽恶。……法大弛，则是非易位。"（《天论》）

宋张横渠言真知以共见共闻为表，云："独见独闻，虽小异，怪也，出于疾与妄也；共见共闻，虽大异，诚也，出阴阳之正也。"（《正蒙·动物篇》）又以众心同一为义理，云："一人私见固不足尽，至于众人之心同一

则却是义理，总之则却是天。”（《张载集·经学理窟》）

宋朱晦庵言真知须合内外之理，内者自家知得，外者物之理如此，内外之理相应相合即得真知，云：“格物须合内外始得……自家知得，物之理如此，则因其理之自然而应之，便见合内外之理。”（《朱子语类》）又云：“学者工夫只求一个是。天下之理不过是与非两端而已，从其是则为善，徇其非则为恶。”（《朱子语类》）然朱子之理一者独立于物外，二者心具天理于内。

明王阳明言真知谓天赋良知，内心自求，无须效验，云：“盖思之是非邪正，良知无有不自知者。”（《传习录》）更云：“尔那一点良知，是尔自家底准则。”（《传习录》）

明李贽言真知谓是非无定，斥闻见道理，执童心真心，云：“人之是非初无定质，人之是非人也亦无定论。无定质，则此是彼非，并育而不相害；无定论，则是此非彼，亦并行而不相悖矣。”（《藏书·世纪列传总目前论》）“夫童心者，绝假纯真，最初一念之本心也。若失却童心，便失却真心；失却真心，便失却真人。人而非真，全不复有初矣。”（《焚书·童心说》）同时反对儒经，以为道学之口实，假人之渊薮，更反对以孔子是非为表，此大为不易。

明清王船山言真知乃客观也，云：“理者，物之固然，事之所以然也，显著于天下，循而得之。”（《张子正蒙注·至当篇》）言道者事物固有之理，义者心于理之正确反映，云："天下固有之理谓之道，吾心所以宰制乎天人者谓之义。道自在天地间，人且合将去，义则正所以合者也。"（《读四书大全说》）（道德准则之义理除外，为吾心固有，类同朱子）道无穷，物无数，而知有限，唯日求上进，学而知短，教而知困，谦而有终矣。然何以知真？忌繁琐空疏，重力行也，云："知也者，固以行为功者也；行也者，不以知为功者也。行焉可以得知之效也，知焉未可得行之效也。"（《尚书引义》）"甚哉，力行者之难也，而知固不可以持以为真知矣。……知而不行，犹无知也。……知者非真知也，力行而后知之真。"（《四书训义》）

清颜习斋言真知须用而见其得失，重实行，反理心之学。

清戴东原言真知以公认为表，云："心之所同然始谓之理，谓之义；则未至于同然，存乎其人之意见，非理也，非义也。"（《孟子字义疏证》）

知出之源、真知之表、致知之法，三面一体。吾人言致知之法，大致如下：

——觉物

觉物者，发明此心直觉宇宙之根本也；觉者直觉（置心于物中朱子语）致领会贯通也。

如老子强调道在于心之直觉，即冥通自悟，云：“涤除玄览，能无疵乎？”（《道德经·上篇》）而非感观经验，云：“不出户，知天下；不窥牖，见天道。其出弥远，其知弥少。是以圣人不行而知，不见而明，不为而成。”（《道德经·下篇》）然具何以知？观复也，云：“致虚极，守静笃，万物并作，吾以观其复。夫物芸芸，各复归其根。归根曰静，静曰复命，复命曰常，知常曰明。不知常！妄作凶。”（《道德经·上篇》）

如庄子将老子之直觉发扬至极致，更近玄学，云：“无思无虑始知道，无处无服始安道，无从无道始得道。”（《庄子·知北游》）

如孟子主张内省于心，非外求感官，云：“尽其心者，知其性也，知其性则知天矣。”（《孟子·尽心》）

如宋程明道从孟子亦反求于内，云：“只心便是天，尽之便知性，知性便知天。当外便认取，更不可外求。……言体天地之化，已剩一体字。只此便是天地之化，不可对此个别有天地。”（《河南程氏遗书》）

宋陆象山宗述程明道，注重反而思之，云：“万物皆备于我，只要明理。”另云：“义理之在人心，实天之所与而不可泯灭焉者也，彼其受蔽于物，而至于悖理违义，盖亦弗思焉耳。诚能反而思之，则是非取舍，盖有隐然而动，判然而明，决然而无疑者矣。”（《陆九

渊集》)

明王阳明因穷格竹子之道而不得，故反承象山之说主张求理于吾心，并析致知者唯致道德之知，即致吾心之良知也，云：“夫万事万物之理，不外于吾心，而必曰穷天下之理，是殆以吾心之良知为未足，而必外求于天下之广，以裨补增益之，是犹析心与理而为二也。夫学问思辨笃行之功，虽其困勉至于人一己百，而扩充之极，至于尽性知天，亦不过致吾心之良知而已；良知之外，岂复有加于毫末乎？”（《传习录·答顾东桥书》）阳明亦知“圣人无所不知，只是知个天理。”于具体特殊之事物“但不必知的，圣人自不消求知，其所当知的，圣人自能问人”。（《传习录》）

——格物

格物者，经物以致宇宙之根本也。

如孔子云：“吾尝终日不食，终夜不寝，以思，无益，不如学也。”（《论语·卫灵公》）学思并济，云：“学而不思，则罔。思而不学，则殆。”（《论语·为政》）于此“博学于文，约之以礼”（《论语·雍也》），且“子绝四：毋意，毋必，毋固，毋我”（《论语·子罕》）学在物，思在我，毋臆测，毋武断，毋固执，毋主观。

如《易经》云：“观乎天文以察时变，观乎人文以化成天下。”（《易经·贲卦》）“仰以观于天文，俯以察于地理，是故知幽明之故。”（《易传·系辞上传》）观者格也，天文人文为物，致察化之知。因“方以类聚，物以群分”(《易传·系辞上传》)故“君子以类族辨物……观其所聚，而天地万物之情可见矣。”（《易经·同人》）天下万物，象虽繁杂，理应至简，《易传·系辞上传》云：“乾以易知，坤以简能。易则易知，简则易从。……易简而天下之理得矣。”

如荀子言解蔽，云：“兼陈万物，而中县衡焉；是故众异不得相蔽以乱其伦也。何谓衡？曰：道。”（《荀子·解蔽》）

如宋邵康节云：“夫所以谓之观物者，非以目观之也；非观之以目，观之以心也。非观之以心，而观之以理也。”（《皇极经世书·观物内篇》）相对于格物，唯讲求以我入物、物我合一也。“以物观物，性也；以我观物，情也。性公而明，情偏而暗。……任我则情，情则蔽，蔽则昏矣。因物则性，性则神，神则明矣。”（《皇极经世书·观物外篇》）不要任我，唯因物，如此无我以致以物观物。

如宋张横渠云：“大其心则能体天下之物，物有未体，则心为有外。”（《正蒙·大心篇》）张子亦重视不为身所累，视身如物，方能体道，云：“体物体身，道之本也。身而体道，其为人也大矣。道能物身故大；不能

物身而累于身，则藐乎其卑矣。”（《正蒙·大心篇》）

如宋程伊川讲求格物穷理，云：“致知在格物，格至也，如祖考来格之格。凡一物上有理，须是穷致其理。穷理亦多端，或读书讲明义理，或论古今人物别其是非，或应接事物而处其当。皆穷理也。……格物穷理，非是要尽穷天下之物；但于一事上穷尽，其他可以类推。”（《河南程氏遗书》）

如宋朱晦庵同于伊川，云：“欲致吾之知，在即物而穷其理。……即凡天下之物，莫不因其已知之理而益穷之，以求至乎其极。至于用力之久，而一旦豁然贯通焉，则众物之表里精粗无不到，而吾心之全体大用无不明矣。”（《大学章句·补格物章》）

程朱虽言天下之物莫不有理、得于天而具于心，然又主静省无欲之虚法而致内观返视之妄境，从而达到“明善以复其初”之所谓致知；陆王以为“心外无理，心外无物”，所以主明心见性，从而达到只需“致吾心之良知”而已，亦无具体。

如清戴东原注重辨析与证实，主张理在于事，心者官能者也。此与程朱静省无欲与陆王明心见性有别，重辨析云：“事物之理，必就事物剖析至微而后理得；理散在事物，于是冥心求理，谓一本万殊，谓放之则弥六合，卷之则退藏于密。”（《孟子字义疏证》）重证实云：“寻求而获，有十分之见，有未至十分之见。所谓十分之见，必征之古而靡不条贯，合诸道而不留余议；巨细毕究，本末兼察。”（《与姚姬传书》）从而达到即“致其心之明，自能权度事情，无几微差失。”之所谓致知。

——思物

思者演绎辨析也，物者归纳观察也。

如明清王船山云：“夫知之方有二，二者相济也，而抑各有所从。博取之象数，远证之古今，以求尽乎理，所谓格物也。虚以生其明，思以穷其隐，所谓致知也。非致知则物无所裁，而玩物以丧志（只知格物得理不达致知穷理，则易玩物丧志）；非格物则知非所用，而荡智以入邪（只达致知穷理不知格物得理，则易荡智入邪）。二者相济，则不容不各致焉。”（《尚书引义》）又云：“大抵格物之功，心官与耳目均用，学问为主，而思辨辅之；所思所辨者，皆其所学问之事。致知之功，则唯在心官思辨为主，而学问辅之，所学问者，乃以决其思辨之疑。”（《读四书大全说》）格物致知一分为二，然切不可顾此失彼宜相济而用。若唯格物者，易知实而不知名；若唯致知者，易知名而不知实。然“知实而不知名，知名而不知实，皆不知也。”（《知性论》）程朱陆王谓格物致知乃一事，船山不同也。程朱谓万物一理，陆王离物求觉，船山亦不同也。

——习物

践者习行也。

如墨子名由实取说，无实即无名，云："皑者白也，黔者黑也，虽明目无以易之。兼白黑，使瞽取焉，不能知也。故我曰：瞽者不知白黑者，非以其名也，以其取也。"（《墨子·贵义》）知黑白乃实践之黑白非知名之黑白。

如清颜习斋欲致真知，必身手实做其事，云："此格字乃手格猛兽之格，格物谓犯手实做其事，即孔门六艺之学是也。且如讲究礼乐，若不身为周旋，手为吹击，终是不知。故曰致知在格物。"（《言行录》）

3. 知行

知行观，为吾先哲之要论。所谓知者，有动词"知道"之意，有名词"知识"之意，亦有"有德"引伸之义，然皆可归人之主体主观"认识"之围；所谓行者，个人行为活动之意，可归人之主体客观"行为"之域。知行者，其实质皆言人之主体，未及今学主体于客体之"实践"也，后学辨察。

——重知轻行

老子重知，知之要在于知常。常者归根复命也，即返归本根、回复本然，云："夫物芸芸，各复归其根。归根曰静。静曰复命。复命曰常。知常曰明。不知常妄作凶。”（《道德经·上篇》）然知之道在于不行，云：“不出户，知天下；不窥牖，见天道。其出弥远，其知弥少。是以圣人不行而知，不见而明，不为而成。”（《道德经·下篇》）至于老子云：“是以圣人之治，虚其心，实其腹，弱其志，强其骨；常使民无知无欲，使夫知者不敢为也。”“绝圣弃智，民利百倍。”“古之善为道者，非以明民，将以愚之。”（《道德经·上篇》）等诸论，实为治民之术，非真论知之道也。

——行重于知

孔子虽羡生而知之，然教学而知之，主张行有余力以学文，云：“弟子，入则孝，出则弟，谨而信，泛爱众，而亲仁。行有余力，则以学文。”（《论语·学而》）孔子忧行，云：“德之不修，学之不讲，闻义不能徙，不善不能改，是吾忧也。”（《论语·述而》）孔子认为君子应该言行一致，云：“君子名之必可言也，言之必可行也。君子于其言，无所苟而已矣。”（《论语·子路》）

荀子主张行重于知，云：“不闻不若闻之，闻之不若见之，见之不若知之，知之不若行之。学至于行之而止矣。”（应反复学行不应止于行）（《荀子·儒效》）反对善知恶行之国妖，云：“口能言之，身能行之，国宝也。口不能言，身能行之，国器也。口能言之，身不能行，国用也。口言善，身行恶，国妖也。治国者，敬其宝，

爱其器，任其用，除其妖。”（《荀子·大略》）

《尚书·说命》中亦云：“知之匪艰，行之惟艰。”

——知行一致（并举）

墨子强调言行一致，云：“言必信，行必果，使言行之合，犹合符节也，无言而不行也。”（《墨子·兼爱下》）

汉王充主张学以致用，知而能行，学用一体，知行一致，云：“入山见木，长短无所不知；入野见草，大小无所不识。然而不能伐木以作室屋，采草以和方药，此知草木而不能用也。”（《论衡·超奇篇》）反对空谈，云：“即徒诵读，读诗讽术，虽千篇以上，鹦鹉能言之类也。”（《论衡·超奇篇》）

明王浚川主张知行并举，云：“学之术二：曰致知，曰履事，兼之者上也。……虽然，精于仁义之术，优入尧舜之域，必知行兼举者能之矣。”（《慎言·小宗篇》）严斥徒为讲说和虚静守心，重实践处用功，人事上体验。

明清陈确言知行并进无穷，云：“道虽一贯，而理有万殊；教学相长，未有穷尽。学者用功，知行并进。故知无穷，行亦无穷；行无穷，知亦无穷。先后之间，如环无端，故足贵也。”（《大学辨·答格致诚正问》）

——无知坐忘

庄子因“吾生也有涯，而知也无涯。以有涯随无涯，殆已。已而为知者，殆而已矣。”（《庄子·养生主》）

进而“无知无能者，固人之所不免也。夫务免乎人之所不免者，岂不亦悲哉！”（《庄子·知北游》）“故知止其所不知，至矣。”（《庄子·齐物论》）主张“堕肢体，黜聪明，离形去知，同於大通，此谓坐忘。”（《庄子·大宗师》）郭象云：“为知者不能知，而知自知耳。自知耳，不知也，不知也则知出于不知矣；……知出于不知，故以不知为宗。”（《庄子注·大宗师》）

——知先行后

韩非注重知先行后，云：“思虑熟，则得事理。……得事理，则必成功。”（《韩非子·解老》）即遵循正确的认知行事方有成就，云：“夫缘道理以从事者，无不能成。”（《韩非子·解老》）同时重实验，一切言行应以“功用”之实际效果为决，云：“夫言行者，以功用为之的彀者也。……今听言观行，不以功用为之的彀，言虽至察，行虽至坚，则妄发之说也。”（《韩非子·问辩》）

汉董仲舒力主知先行后，云：“凡人欲舍行为，皆以其知先规而后为之。”（《春秋繁露·必仁且智》）知（体察天意）之是非决行之遂败，云：“其规是者，其所为得，其所事当，其行遂，其名荣，其身故利而无患，福及子孙，德加于民，汤、武是也。其规非者，其所为不得，其事不当，其行不遂，其名辱，害及其身，绝世无复，残类灭宗亡

国是也。故曰莫急于智。”（《春秋繁露·必仁且智》）

宋程伊川以为知先行后，以知为本，云：“须是识在所行之先。譬如行路，须得光照。……须以知为本。知之深，则行之必至，无有知之而不能行者。知而不能行，只是知得浅。讥而不食乌喙，人不蹈水火，只是知。人为不善，只为不知。……到底，须是知了方行得……不致知，怎生行得？勉强行者，安能持久？……学者须是真知，才知得是，便泰然行将去也。”（《河南程氏遗书》），实际已有知行合一之思想，惟重知而已。

宋朱晦庵亦以为知先行后，然以行为重，且强调知行互须相发，云：“论先后，知为先。……如人行路，不见便如何行？……义理不明，如何践履？”又云：“论轻重，行为重。”（《朱子语类》）因为为学之目的，在于行也，云：“为学之功，且要行其所知。”（《朱子文集·答吕道一》）力行之穷理，乃圣人教人之意，云：“故圣贤教人必以穷理为先，而力行以终之。”（《朱子文集·答郭希吕》）真知者在于行，非行者绝非真知，云：“知而未能行，乃未得之于已，此所谓知者亦非真知也。真知则未有不能行者。”（《朱子文集》）即知行者，不可废一，故云：“知行常相须，如目无足不行，足无目不见。……知之愈明，则行之愈笃；行之愈笃，则知之益明。”（《朱子语类》）

清戴东原重行须先重知，言“圣人之言，无非使人求其至当以见之行。求其至当，即先务于知也。凡去私不求去蔽，重行不先重知，非圣学也。……圣贤之学由博学、审问、慎思、明辨，而后笃行，则行者行其人伦日用之不蔽者也”，以致事物之条理。

——行先知后知行相资

明清王船山一驳程朱理学之知行截分，强调知行相资以为用；二驳陆王心学之知行不分，主张知行各有功效且行难知易行先知后。总述言行乃知之源，云：“行而后知有道，道，犹路也。”（《思问录》）言行乃知之功，云：“知也者，固以行为功者也；行也者，不以知为功者也。”(《尚书引义》)言行乃检验知之手段，云:“行焉可以得知之效;知焉未可以得行之效也。”(《尚书引义》)言行乃知之目的，云：“知之尽，则实践之而已。”（《张子正蒙注》)又云:“知而后行之，行之为贵，而非但知也。”（《周易·外传》）言行可兼知，而知不可兼行，云：“凡知者或未能行，而行者则无不知。……是故知有不统行，而行必统知也。”（《读四书大全说》）言知以审行，云：“君子之知，以审行也。”（《诗广传》）

清颜习斋讲究习而行之，云：“读得书来，口会说，笔会作，都不济事，须是身上行出，才算学问。”（《习斋记余》）强调“学问以用而见其得失，口笔之得者不足恃。”（《颜习斋先生年谱》）行先知后，行重于知，“学之不已，如鸟数飞。”（《四书正误》）提出“吾辈只向习行上做工夫，不可向语言文字上着力。”（《颜习斋先生言行录》）

——知行合一

孟子主张“良（先天）知良（先天）能”故倡“先知先觉”，云：“天之生此民也，使先知觉后知，使先觉觉后觉也。”（《孟子》）唯尽心知天也。此知行合一之以知为行也。

明王阳明针对知行两事、知先行后（程朱派）之说首创知行合一（本质上的统一过程上的两个面），所谓知行合一者，云：“是非之心，人皆有之，即所谓良知也。孰无是良知乎？但不能致之耳。《易》谓‘知至至之。’知至者，知也。至之者，致知也。此知行之所以为一也。”（《与陆元静》）知行为之一事，不分两截，云：“知是行的主意，行是知的工夫；知是行之始，行是知之成。若会得时，只说一个知，已自有行在；只说一个行，已自有知在。”（《传习录》）此之谓知行合一之知行一体也；不行不足谓之知，云：“食味之美恶，必待入口而后知，岂有不待入口而已先知食味之美恶者邪。……就如称某人知孝，某人知弟，必是其人已曾行孝行弟，方可称他知孝知弟，不成只是晓得说些孝弟的话便可称为知孝弟？”（《传习录》）此之谓知行合一之行而后知也；知行不分，知之切实便是行，行得明白便是知，云：“凡谓之行者，只是著实去做这件事，若著实做学、问、思、辨工夫，则学、问、思、辨亦便是行矣。”（《王文成公书·答友人问》）又云：“一念发动处便即是行了。”（《传习录》）此之谓知行合一，阳明于时势之好口言而重视实践，亦重视思想意识流动之行，云：“行之明觉精察处便是知，知之真切笃实处便是行。”并倡知行不可分，绝非以知为行。

4. 心学

诸子讲“心”，约从颜回起，《论语》言颜回“其心三月不违仁”（孔子以“非礼勿视、非礼勿听、非礼勿言、非礼勿动”之耳目手足言）。至孟子方大讲心学，云：“耳目之官不思而蔽于物。物交物，则引之而已矣。心之官则思，思则得之，不思则不得也。”并认为于四肢五官之上有超然而善、别于禽兽之心，云：“口之于味也，有同嗜焉；耳之于声也，有同听焉；目之于色也，有同美焉。至于心，独无所同然乎？心之所同然者，何也？谓理也、义也。……君子所性，仁义礼智根于心。”故人性之所以恶，乃本良之心，放致于物交物之诱所致（学问之道无他，求其放心而已矣），故为人为学须教以放下（心）

而已，寡欲养心而存。庄子以为心灵空虚，以达坐忘，云：“若一志，无听之以耳，而听之以心，无听之以心，而听之以气，听止于耳，心止于符；气也者，虚而待物者也，唯道集虚，虚者心斋也。……堕肢体，黜聪明，离形去知，同於大通，此谓坐忘。”荀子以为人因心而知，因知而异，云：“人何以知道？曰心。心何以知？曰虚壹而静。……心生而有知，知而有异。”如何做到虚壹而静？应“不以所已臧害所将受”为法，又因主性恶，故言应从外部养心（孟子注重内部修养，求其放心）化性起伪、变化气质，以正人性之恶，云：“血气刚强，则柔之以调和；知虑渐深，则一之以易良；勇胆猛戾，则辅之以道顺；齐给便利，则节之以动止；狭隘褊小，则廓之以广大；卑湿重迟贪利，则抗之以高志；庸众驽散，则劫之以师友；怠慢僄弃，则炤之以祸灾；愚款端悫，则合之以礼乐，通之以思索。凡治气养心之术，莫径由礼，莫要得师，莫神一好。夫是之谓治气养心之术也。”（《荀子·修身》）心学至宋儒再言，其间无大论。宋儒受禅宗“即心是佛”影响甚大，大多主张所谓“物来而顺应（程明道）、心即理明本心（陆象山）、虚灵不昧，以具众理而应万事者也（朱晦庵）”等祖述孟子“求其本心、放其良心”之心学而已。明王阳明论心学乃大成者，主张心物合一，云：“指其充塞处言之，谓之身；指其主宰处言之，谓之心；指心之发动处，谓之意；指意之灵明处，谓之知；指意之涉着处，谓之物。只是一件。意未有悬空的，必着事物。”所以“心外无理，心外无事，心外无物，物外无心”。因为心物合一，所以知行合一，其法者不外乎诚意、服从良心而已。自阳明之后，心学无大精论。（以上除了庄子一句，为梁启超先生之论，吾以为甚清楚明白，叹服之余，为文章完整、不遗哲观，置此以鉴。）

5. 治学

治学者，旨在言吾人对待学问知识之态度方法（汉以后概为治经），诸子或未明言专论，然治学之法于吾文化之发展重要而有用，故依宗派哲理推而思之，以为概论。宗派者为道、儒、法、墨家，其余如名农杂阴阳纵横家等或出于其里或出于其间或出于时事，虽有言而未成体系或有论而未有达观，故未录。

春秋以前，开化之时，吾人因天地之“异象”、人初之萌愚而生“鬼神术数”之文化，虽制朴素之客观规范（观念），然非主动治学之意成，皆以为天地之授、鬼神之示。人若言治，亦为“物”之被动本能应对而已。

（1）道家

——老子于学为去智无学。老子因鬼神术数、国荡兵灾之时势而剂“革命”之药方，主张摧毁一切名物制度，倡导自然无为之政策，以为“大道废，有仁义；智慧出，有大伪”。故“民之难治，以其智多”。所以要“绝圣弃智、绝仁弃义、绝巧弃利。”以达到圣人之治，即“虚其心、实其腹；弱其志，强其骨；恒使民无知、无欲也。”从而实现“不欲以静，天下将自定”。庄子于学为去蔽而智。一者以为生命有限而知识无限，云：“吾生也有涯而知也无涯，以有涯随无涯殆已。”二者以为道（天道）绝对而物理（物之知识）相对，云：“物无非彼，物无非是。自彼则不见，自知则知之。故曰彼出于是，是亦因彼，彼是方生之说也。虽然，方生方死，方死方生。方可方不可，方不可方可。因是因非，因非因是。是以圣人不由而照之于天，亦因是也。是亦彼也，彼亦是也，彼亦一是非，此亦一是非。果且有彼是乎哉？果且无彼是乎哉？”又因个体角度不同、目的不同、是非变化，云：“彼是莫得其偶，谓之道枢。枢始得其环中，以应无穷。是亦一无穷，非亦一无穷也。故曰：莫若以明。”所以学（知识）不应求、辩、学，而应以凝神去除心灵物欲杂念之蔽，致混沌坐忘以得自然真一（天道）之意，且意者无言，云：“堕肢体，黜聪明，离形去知，同於大通。”终为“至人无己，神人无功，圣人无名”。

（2）儒家

——孔子于学为整理修存，以“法先王（尧舜禹汤文武周）、述而不作、不语怪力乱神、推仁礼、重言教”

之法删诗书、定礼乐、修易传、编春秋，存文明、建哲宗。

孔子以为“学”者乃道德之求而非知识之法，重学思推及，以积极朗朗之态一开时势萌颓之气象，主张学以得道，以“朝闻道夕死可矣”之勇志，直倡“学而时习之不亦说乎！”之乐道，并以“默而识之，学而不厌”之态度、“温故而知新”之方法，终提升以忠恕之道即推论之法一以贯之，以学（书而非物）推理，以理及他。注重学思并举，云：“学而不思则罔，思而不学则殆。”强调为己之学，云：“古之学者为己，今之学者为人。”提倡不仅要积极的学，还要入世实践，云：“子贡曰：‘有美玉于斯，韫椟而藏诸？求善贾而沽诸？’子曰：‘沽之哉！沽之哉！我待贾者也。”同时好学不倦，云：“其为人也，发愤忘食，乐以忘忧，不知老之将至云尔。”孟子于学重深造自得。云：“君子深造之以道，欲其自得之也。自得之，则居之安；居之安，则资之深；资之深，则取之左右逢其原。故君子欲其自得之也。”以为必经专志持恒之法，云：“今夫弈之为数，小数也，不专心致志，则不得也。弈秋，通国之善弈者也。使弈秋诲二人奕：其一人专心致志，惟弈秋之为听。一人虽听之，一心以为有鸿鹄将至，思援弓缴而射之，虽与之俱学，弗若之矣。为是其智弗若与？曰：非然也。……山径之蹊间，介然用之而成路；为间不用，则茅塞之矣。”

荀子于学重学以善已。可以新已，云：“我欲贱而贵，愚而智，贫而富，可乎？曰：其唯学乎！彼学者：行之，曰士也；敦慕焉，君子也；知之，圣人也。上为圣人，下为士、君子，孰禁我哉！乡也，混然涂之人也，俄而并乎尧、禹，岂不贱而贵矣哉！乡也，效门室之辨，混然曾不能决也，俄而原仁义，分是非，图回天下于掌上而辨白黑，岂不愚而知矣哉！乡也，胥靡之人，俄而治天下之大器举在此，岂不贫而富矣哉！”可以无过，云：“君子博学而日参省乎已，则知明而行无过矣。”可以从善，云：“今人之性，固无礼仪，故强学而求有之也；性不知礼仪，故思虑而求知之也。”可以增才，云：“吾尝终日而思矣，不如须臾之所学也；吾尝跂而望矣，不如登高之博见也。登高而招，臂非加长也，而见者远；顺风而呼，声非加疾也，而闻者彰。假舆马者，非利足也，而致千里；假舟楫者，非能水也，而绝江河。”学之法在于积靡使然，云：“故圣人也者，人之所积也。人积耨耕而为农夫，积斫削而为工匠，积反货而为商贾，积礼义而为君子。工匠之子莫不继事，而都国之民安习其服。居楚而楚，居越而越，居夏而夏，是非天性也，积靡使然也。”在于循序持恒，云：“不积跬步，无以至千里。不积小流，无以成江海。骐骥一跃，不能十步；驽马十驾，功在不舍。锲而舍之，朽木不折；锲而不舍，金石可镂。……跬步而不休，跛鳖千里；累土而不辍，丘山崇成……道虽迩，不行不至；事虽小，不为不成。”在于向经典（书籍）学习，云：“故《书》者，政事之纪也；《诗》者，中声之所止也；《礼》者，法之大分，类之纲纪也。故学至乎《礼》而止矣。夫是之谓道德之极。《礼》之敬文也，《乐》之中和也，《诗》《书》之博也，《春秋》之微也，在天地之间者毕矣。”在于向师友学习，云：“夫人虽有性质美而心辩知，必将求贤师而事之，择良友而友之。得贤师而事之，则所闻者尧舜禹汤之道也；得良友而友之，则所见者忠信敬让之行也。身日进于仁义而不自知也者，靡使然也。”学之果在于学以致用，云：“不闻不若闻之，闻之不若见之，见之不若知之，知之不若行 之，学至于行而止矣。行之，明也，明之为圣人。圣人也者，本仁义，当是非，齐言行，不失毫厘，无他道焉，已乎行之矣。故闻之而不见，虽博必谬；见之而不知，虽识必妄；知之而不行，虽敦必困。”

（3）墨家

——墨子于学为“法先王（尧舜禹）、述而且作、推兼爱、重效果”，云：“天下之所以生者，以先王之道教也。……古之圣王，欲传其道于后世，是故书之竹帛，镂之金石，传遗后世子孙，欲后世子孙法之也。今闻先王之遗而不为，是废先王之传也。”于学者重耳目之实（直觉经验），学以应用，并言有“三表”，云：“用而不可，虽我亦将非之。且焉有善而不可用者。……言足以迁行者常之，不足以迁行者勿常。不足以迁行而常之，是荡口也。……言足以举行者常之，不足以举行者勿常。不足以举行而常之，是荡口也。”何谓三表？云：“有本之者，有原之者，有用之者。于何本之？上本之于古者圣王之事。于何原之？下原察百姓耳目之实。于何用之？废以为刑政，观其中国家百姓人民之利。”墨子之后墨家以“闻（由外入内）、说（推而及他）、亲（亲身经历）”而知。

（4）法家

——韩非子于学为“废先王之教，反对文化知识欲空谈仁义，推以法为教，唯力耕战而已”。云：“故明据先王，必定尧舜者，非愚即诬也。愚诬之学，杂反之行，明主弗受也。……不期修古，不法常可，论世之事，因为之备……今欲以先王之政，洽当世之民，皆守株之类也。……明主之道，一法而不求智，固术而不慕信；故法不败而群官无奸诈矣。……故行仁义者非所誉，誉之则害功；（工）文学者非所用，用之则乱法。”韩非子重功利，云：“不期修古，不法常可……事因于世而备适于事……世异则事异，事异则备变。”崇向实践学习，云：“循名实而定是非，因参验而审言辞……宰相必起于州部，猛将必发于卒伍。”盖其所为学者，唯以法为本、以法为教而已，故云：“故明主之国，无书简之文，以法为教。”

另战国末期兴起的以阴阳家为主的稷下齐学（思想来源于民间宗教，以邹衍为代表创五行学说和五德终始论）终因“灾祥迷信”之流毒而为正道所弃。为保学派完整，点缀于此而已，无述。

以上为先秦主要学说之治典思想。

自汉代“罢黜百家，独尊儒术”至清以来，子学没落，唯儒教经学独盛（魏晋玄学也不过是注解《老》《庄》《周易》私意发挥而已，不仅无创造之举，反而置道家流俗。隋唐义疏之学也不过是叠加汉儒经注而已；东渐佛学，亦相资儒学而生理学。）直至民国，儒学回归，诸子渐起，然已无新创。

（5）汉之考据经学：主要特点为通经致用，托古改制；训诂文字，考证名物

如西汉之今文学派（起于汉初），以经为政，经解大义，重义理、近时用。代表为五经十四博士：《诗经》三家，齐诗辕固生、鲁诗申公培、韩诗韩婴；《尚书》三家，欧阳高、夏侯胜（大）、夏侯建（小）；《礼》有两家，戴德（大戴）、戴胜（小戴）（当时《礼》是《仪礼》）；《易经》四家，施雠、孟喜、梁丘贺、京房；《春秋·公羊传》两家，严彭祖、颜安乐。于经注重微言大义、通经致用、紧合现实，托古改制。

如东汉之古文学派（兴于西汉末），以经为史，经出名物，重考订、据历史。代表为刘歆、桓谭、贾逵、马融、许慎、荀爽、卢植、郑玄等。于经注重名物训诂，考订校释。

（6）宋明义理之学（理学者，以儒学为核心，兼采佛、道）：主要特点为诚敬于内，穷理致用，博览于外，义理阐发；发明本心，切己体察，致得良知，知行合一

——程朱理学

程明道程伊川为学，旨在于致知理义、成德至善，云："致知则智明，智明然后能择。……进学莫先乎致知，养心莫大乎理义。……学必激昂自进，不至于成德，不敢安也。……学必穷理。物散万殊，何由而穷尽其理？子曰：诵《诗》《书》，考古今，察物情，揆人事。反复研究而思索之，求止于至善，盖非一端而已也。"主诚敬于内心而拂文章训诂，云："识道以智为先，为学以敬为本。……夫子之教必使学者涵养而后有所得，如何其涵养也？子曰：莫如敬。……子曰：学者于屏知见，息思虑为道，不失于绝圣弃智，必流于坐禅入定。夫鉴之至明，则万物毕照，鉴之常也。而奚为使之不照乎？不能不与万物接，则有感必应。知见而不可屏，而思虑不可息也。欲无外诱之患，惟内有主而后可。主心者，主敬也。主敬者，主一也。不一则二三矣。苟系心于一事，则他事无自入，况于主敬乎？"故云："今之学者

有三弊：一溺于文章，二牵于训诂，三惑于异端。苟无此三者，则将何归，必趋于道矣。……学也者，使人求于内也。不求于内而求于外，非圣人之学也。何谓求于外？以父为主者是也。学也者，使人求于本也。不求于本而求于末，非圣人之学也。何谓不求于本求其末？考详略，采同异也。是二者，无益于德，君子弗之学也。”二程讲究深思自得，穷理致用，云：“不深思则不能造其学。……义有至精，理有至奥。能自得之，可谓善学矣。学而不自得，则至老而益衰。……读书将以穷理，将以致用也。今或滞心于章句之末，则无所用也。此学者之大患。”

朱晦庵主张用功于外博览群书、格物致知而启智识，重义理阐发，亦结合章句训诂（归纳法），云：“学者之于经，未有不得于辞而能通其意者。”又云：“本之注疏以通其训诂，参之释文以正其音，然后会之于诸先生之说，以发其精微。”朱子治学格物穷理，道问学，重视经典，兼采众家之善，以求句义源清，义理贯通。

——陆王心学

陆象山主张用功于内先发明人之本心然后使之博览（演绎法），主张心即理，仁义礼智信皆为人性所固有，非由外铄，不用他处寻，云：“宇宙便是吾心，吾心即是宇宙。东海有圣人出焉，此心同也，此理同也。西海有圣人出焉，此心同也，此理同也。千百世之上至千百世之下，有圣人出焉，此心此理，亦莫不同也。……夫苟本体不明，而徒致功于外索，是无源之水也。”故无须于读书穷理处废功夫，重视持敬的内省功夫，尊德性，明本心。讲求心若不灵，理就不明，必须通过师友讲学，求之于内，存心养心，切己体察，复心之本然，反对习注疏章句之学、场屋辞章，以谋求利禄。

王阳明主张内求于自我完善，言心即理，故治学唯有致良知，而良知之心，人人固有，云：“良知之在人心，无间于圣愚……良知在人，随你如何，不能泯灭。”致得良知之心，方能：“此心不动，随机而动。”然由于物欲昏蔽，故为学在于去其昏蔽，发明本心致良知而已，云：“但不能不昏蔽于物欲，故须学以去其昏蔽。”而学在于“晓得”而非徒要“记得”，以明本体。倡知行合一，知亦行也，行亦知也，云：“知是行的主意，行是知的功夫。”反对无知而行，亦反对知而不行。

——南宋浙学

南宋浙东学派反对空谈性理之虚学，主张经世致用之实学如金华派吕祖谦之主张经史并重，功道同参，兼融众说，和处诸学，论治学“不可有成心”，重视历制文献与实际生活经验，强调“参合审定……为学须日用间实下功夫”，反对空谈性命道德，旨在躬行为本、学以致用，云："讲实理，育实干而求实用。……百工治器，贵在为用；……学而无所用，学将何为也。……学者当为有用之学。"如永嘉派叶适之以功论理，云："物之所在，道则在焉。……以物用不以已用。"如永康派陈亮之惟功无理，云："义理之学不必深究……为治之道，三代不必尽合天理，汉唐不必尽是人欲。"

（7）清代之学（国初之学大、乾嘉之学精、道咸之学降之以新——王国维语）

——国初之学：以经、史为用，好笃恶空以救天下之病（代表人物为顾炎武、黄宗羲、王夫之等）。

——乾嘉之学：以经、史为体，考据质朴以还古义致用（代表人物为惠栋、戴震等）。

——道咸之学新：内以宋调汉、外汲纳西学，图强思变以"务为前人所不为"（代表人物为龚自珍、魏源等）。

以上为大观而已，旨在言治学之法略也。吾以为经史子集之学（不仅经子之学）不过文辞也，皆由作者、因时势、用时字而成，有作者心理之情行、有字意之变迁、有时势之资应，故不可不考以正原义；又文必载道，辞必达意，制文辞志在传道达情，必致远人远世，故不可不发义理以功时用。二者之要在于考证者以据达其是、忌繁幽；义理者以实扬其道、忌空臆，由此而已。

三、人道

人者为人。人道者，人处天地之道，类西哲之价值论也。纵观吾学，上思天（宇宙）人之际，下论治地（社会）之法，中求人人之当然（为人所应当之然），略可梳之：

1. 天人之际

天人之思，吾人善有独创之见，不仅为人类贡献了文明之果以滋世，更是塑造了吾人特有价值观以立世。

（1）生死观

关于生死，吾人吾学可大分儒道两派。儒者以孔子为宗，持尽生安死观，道者以庄子为师，持生死自然观。

孔子于生死，以为尽生安死。尽者，努力也；安者，正息也。生时尽为人事（仁道），死时正静止息。尽生者，不虑死，云："敢问死，子曰：'未知生，焉知死！'"（《论语·先进》）安死者，尽得仁、道，云："志士仁人，无求生以害仁，有杀身以成仁。"（《论语·卫灵公》）"朝闻道，夕死可矣。"（《论语·里仁》）宋张横渠以为生则积极，死则安宁，云："存，吾顺事；没，吾宁也。"（《西铭》）宋朱晦庵以为生穷其理，死安无愧，云："人受天所赋许多道理，自然完具无欠阙，须尽得这道理无欠阙，到那死时，乃是生理已尽，安于死而无愧。”（《朱子语类》）明王阳明讲究学问工夫，以破透生死、心行无碍，云：“学问工夫，于一切声利嗜好，俱能脱落殆尽，尚有一种生死念头，毫发挂带，便于全体有未融释处。人于生死念头，本从生身命根上带来，故不易去。若于此处见得破，透得过，此心全体方是流行无碍，方是尽性至命之学。”（《传习录》）清王船山以为生得其正，死亦得其正，云：“盖其生也，异于禽兽之生；则其死也，异于禽兽之死。全健顺太和之理以还造化，存顺而没亦宁。”（《张子正蒙注》）人当哀死而不必患死，云：“哀者必真，而患者必妄也。且天地之生也，则人以为贵。草木任生，而不恤其死；禽兽患死，而不知哀死。人知哀死，而不必患死。哀以延天地之生，患以废天地之化。故哀与患，人禽之大别也。”（《周易·外传》）

庄子于生死，以为生死自然，不必悦恶，云：“死生，命也，其有夜旦之常，天也；人之有所不得与，皆物之情也。”（《庄子·大宗师》）始生终死，气聚散而已，云：“生也死之徒，死也生之始，孰知其纪？人之生，气之聚也。聚则为生，散则为死。若死生为徒，吾又何患？故万物一也。”（《庄子·知北游》）生死不能却止，云：“生之来不能却，其去不能止。”（《庄子·达生》）生则短暂归无，死则不患不哀，故不必悦恶，反生其苦，

云："明乎坦途，故生而不悦，死而不惑，知终始之不可故也。"（《庄子·秋水》）

（2）鬼神观

——怀疑论

孔子未明言有无鬼神，而今唯从书词人语推测夫子于鬼神持怀疑者，云："子不语怪力乱神。"（《论语·述而》）又云："祭如在，祭神如神在。"（《论语·八佾》）言"如"而非言"有"。说人而避鬼，云："未能事人，焉能事鬼？"（《论语·先进》）

——有鬼神

墨子明鬼，云："今若使天下之人，偕若信鬼神之能赏贤罚暴也，则夫天下岂乱哉。"（《墨子·明鬼》）至东汉有《太平经》守神以肉体成仙、晋葛洪《抱朴子》养气以飞升羽仙之说，虽非鬼神但有仙人也。

——无鬼神

老庄无鬼，《荀子·解蔽》无鬼，云："夏首之南有人焉，曰涓蜀梁。其为人也，愚而善畏。明月而宵行，俯见其影，以为伏鬼也；印视其发，以为立魅也。背而走，比至其家，失气而死。岂不哀哉！凡人之有鬼也，必以其感忽之间、疑玄之时正之。此人之所以无有而有无之时也，而已以正事。"（《荀子·解蔽》）韩非子辨何以生鬼，云："人处疾则贵医，有祸则畏鬼。圣人在上，则民少欲；民少欲，则血气治而举动理；举动理则少祸害。夫内无痤疽瘅痔之害，而外无刑罚法诛之祸者，其轻恬鬼也甚。故曰：‘以道莅天下，其鬼不神。’治世之民，不与鬼神相害也。故曰：‘非其鬼不神也，其神不伤人也。’”（《韩非子·解老》）《淮南子》以为“怯者（胆子小）、浅者（见识浅）、敬者（报先人）”故生鬼神。汉司马迁父子以为形神离死，不可复生、不可复合，云：“凡人所生者，神也；所托者，形也。神大用则竭，形大劳则敝，形神离则死。死者不可复生，离者不可复合，故圣人重之。由是观之，神者，生之本也；形者，生之具也。”（《史记·太史公自序》）神者，精神之光，称人之本；形者，物体之状，为人之具。凡人所“生”之“生”，谓之“活”，人“活”在于神，若神失具在，虽“活”然亦同禽兽皮囊乎？故此神者，非人所生之源、之本、之意，实为称人之标志、为人之内容；而此形者，实为称人之物体、人之形式。神随形体，形以神灵，以此灵犀司马父子非有神论且简单入唯心之营也。汉桓谭以为形亡神灭，斥灵魂不死，倡明人死如烛灭说。汉王充以为人死不为鬼，云：“验之以物。人，物也；物，亦物也。物死不为鬼，人死何故独能为鬼？”（《论衡·论死篇》）形神如火光，火灭光消，若存鬼神，则自“天地开辟，人皇以来，随寿而死，若中年夭亡，以亿万数。

计今人数，不若死者多。如人死辄为鬼，则道路之上，一步一鬼也。人且死见鬼，宜见数千百万，满堂盈廷，填塞巷路，不宜徒见一两人也。”然何生鬼神之念？云：“凡天地间有鬼，非人死精神为之也，皆人思念存想之所致也。”（《论衡·订鬼篇》）存想则目虚见。三国杨泉以为人死无遗魂，云：“人，含气而生，精尽而死。死，犹澌也，灭也。譬如火焉，薪尽而火灭，则无光矣。故火灭之余，无遗炎矣；人死之后，无遗魂矣。”（《物理论》）南朝范缜直言神灭论，云：“神即形也，形即神也。是以形存则神存，形谢则神灭也。”（《神灭论》）倡形神一体，云：“形者神之质，神者形之用；是则形称其质，神言其用；形之与神，不得相异也。”（《神灭论》）形神如刀刃，云：“神之于质，犹利之于刃；形之于用，犹刃之于利。利之名非刃也，刃之名非利也；然而舍利无刃，舍刃无利。未闻刃没而利存，岂容形亡而神在？”（《神灭论》）此后张横渠之气之良能谓鬼神、二程朱子之气之变化谓鬼神，虽皆言鬼神为气之功用而未赋鬼神于人格形体，然皆不如范缜之明快彻底也。

（3）天人观

——轻人观

庄子以为人于万物如豪末，云：“吾在天地之间，犹小石小木之在大山也。方存乎见少，又奚以自多？……

此其比万物也，不似豪末之在于马体乎？”（《庄子·秋水》）唯寄生于天地也，云：“吾身非吾有也，孰有之哉？曰：是天地之委形也。生非汝有，是天地之委和也。性命非汝有，是天地之委顺也。子孙非汝有，是天地之委蜕也。”（《庄子·知北游》）

——贵人观

老子以为人乃宇宙四大之一，云：“故道大，天大，地大，人亦大。域中有四大，而人居其一焉。人法地，地法天，天法道，道法自然。”（《道德经·上篇》）

荀子以为人者最为天下贵，云：“水火有气而无生，草木有生而无知，禽兽有知而无义，人有气、有生、有知，亦且有义，故最为天下贵也。”（《荀子·王制》）

《礼记·礼运》认为人乃天地之德、天地之心，五行之秀、五行之端，云：“人者，其天地之德，阴阳之交，鬼神之会，五行之秀气也。人者，天地之心也，五行之端也，食味别声被色而生者也。”

汉董仲舒言人超然万物之上而受命于天，云：“天、地、人，万物之本也。天生之，地养之，人成之。天生之以孝悌，地养之以衣食，人成之以礼乐。三者相为手足，合以成体，不可一无也。”（《春秋繁露·立元神》）又云：“天、地、阴、阳、木、火、土、金、水，九，与人而十者，天之数毕也。……起于天至于人而毕，毕之外谓之物，物者投所贵之端而

不在其中，以此见人之超然万物之上，而最为天下贵也。”（《春秋繁露·天地阴阳》）

宋周濂溪言人为物所不能及，云：“二气交感，化生万物，万物生生，而变化无穷焉，惟人也得其秀而最灵。”（《太极图说》）

宋邵康节喜数，以为人乃万物之物，云：“然则人亦物也，圣亦人也。……是知人也者，物之至者也；圣也者，人之至者也。”（《皇极经世书·观物内篇》）人乃万物之灵，云：“唯人兼乎万物，而为万物之灵。”（《皇极经世书·观物外篇》）

宋胡五峰言人之优异，云：“万物各正性命，而纯备者人也，性之极也。”（《知言》）

宋朱晦庵以为人备仁义礼智信五常之性，与禽兽异，故为卓越。

清戴东原以为“人之才得天地之全能，通天地之全德。”（《原善》）与众物生而非与众物列。

——天人合一

吾学之天人合一，有天人相通（相通于宇宙本道，亦为人伦道德之根源，发端于孟子大成于宋学）及天人相类（人副天数，启于汉董仲舒）之意，然今窃另分“天人合德和天人统一”二意，天人合德言人德禀天道，天道即道德之意；天人统一言人天皆自然，各具其理，以明其是非理殊。

天人合德，合德于天道。以天之本道为人德之根源，人德为天之本道之流行。如《中庸》言性乃天之所命，人道之根源，云："天命之谓性，率性之谓道，修道之谓教。"如孟子言天性一贯，尽发于心，云："尽其心者，知其性也；知其性，则知天矣。"（《孟子·尽心》）汉董仲舒言人副天数，天人一也，其旨意在于纲常乃天定。宋张横渠言天人一性，云："性者万物之一源，非有我之得私也；惟大人为能尽其道。"（《正蒙·诚明篇》）程明道重心言天人无二，云："只心便是天，尽之便知性，知性便知天。……天人本无二，不必言合。"（《河南程氏遗书》）程伊川重性言天人一道，云："道未始有天人之别，但在天则为天道，在地则为地道，在人则为人道。……心即性也，在天为命，在人为性，论其所主为心，其实只是一个道。"（《河南程氏遗书》）朱晦庵本伊川，其别在于心中含性而非即性，陆象山本明道言心即理。不管论说殊同，皆归于宇宙本道即人伦日用之德，在人为性、在物为理、在事为义。清王船山反天人相类，谓天人合一即天人一道，云："天与人异形离质，而所继者唯道也。"（《尚书·引义》）

天人统一，统一于自然。旨在言人乃自然之部分，共合自然之规律，分离人类之殊道。如荀子言天人共合，其情、其官、其心皆然而然，云：“形具而神生，好恶喜怒哀乐臧焉，夫是之谓天情；耳目鼻口形，能各有接而不相能也，夫是之谓天官；心居中虚，以治五官，夫是之谓天君。”（《荀子·天论》）又言天人分离，云：“天行有常，不为尧存，不为桀亡。应之以治，则吉，应之以乱，则凶。……故明于天人之分，则可谓至人矣。……天有其时，地有其财，人有其治。”（《荀子·天论》）更言天为人用，云：“大天而思之，孰与物畜而制之？从天而颂之，孰与制天命而用之？望时而待之，孰与应时而使之？因物而多之，孰与聘能而化之？思物而物之，孰与理物而勿失之也？愿于物之所生，孰与有物之所以成？故错人而思天，则失万物之情。”（《荀子·天论》）唐刘禹锡因天人分离而言天人交相胜，云：“大凡入形器中，皆有能有不能。天，有形之大者也；人，动物之尤者也。天之能，人固不能也；人之能，天亦有所不能也。故余曰：天与人交相胜耳。……天之道在生植，其用在强弱。人之道在法制，其用在是非。……天之所能者，生万物也；人之所能者，治万物也。”（《荀子·天论》）又言天有天理，人有人理，天理人理，其枢在是非有无，云：“是非有焉，虽在野，人理胜也；是非亡焉，虽在邦，天理胜也。”（《荀子·天论》）

2. 治世之法

吾谓人道，所指治世之法也，其意有二：一者治国理政之理想；二者人生矛盾之取舍。

——治国理政之理想

管子以霸王为治国理想，以人为本、富民、强兵之策“定国家、霸诸侯”。何谓以人为本？云：“政之所兴，在顺民心。政之所废，在逆民心。……人主，天下之有威者也。得民则威立，失民则威废。蛟龙待得水而后立其神，人主待得民而后成其威。故曰：蛟龙得水而神可立也。……夫霸王之所始也，以人为本。本理则国固，本乱则国危。”何谓富民？云：“凡治国之道，必先富民。民富则易治也，民贫则难治也。奚以知其然也？民富则安乡重家，安乡重家则敬上畏罪，敬上畏罪则易治也。民贫则危乡轻家，危乡轻家则敢凌上犯禁，凌上犯禁则难治也。故治国常富，而乱国常贫。是以善为国者，必先富民，然后治之。……不生粟之国亡，粟生而死者霸，粟生而不死者王。粟也者，民之所归也；粟也者，财之所归也；粟也者，地之所归也。粟多则天下之物尽至矣。故舜一徙成邑，二徙成都，参徙成国。舜非严刑罚重禁令，而民归之矣，去者必害，从者必利也。先王者善为民除害兴利，故天下之民归之。所谓兴利者，利农事也；所谓除害者，禁害农事也。农事胜则入粟多，入粟多则国富，国富则安乡重家，安乡重家则虽变俗易习、驱众移民，至于杀之，而民不恶也。此务粟之功也。上不利农则粟少，粟少则人贫，人贫则轻家，轻家则易去、易去则上令不能必行，上令不能必行则禁不能必止，禁不能必止则战不必胜、守不必固矣。夫令不必行，禁不必止，战不必胜，守不必固，命之曰寄生之君。此由不利农少粟之害也。粟者，王之本事也，人主之大务，有人之涂，治国之道也。”何谓强兵？云：“明一者皇，察道者帝，通德者王，谋得兵胜者霸。故夫兵，虽非备道至德也，然而所以辅王成霸。”终成就齐桓公“九合诸侯，一匡天下”之霸业！

老子治国理想为小国寡民，去文去智，强调无为而治，以以民为本与反战慎兵为原则。以无为为有为，以治为目的，无为无不为，道法自然，云：“天之道，不争而善胜，不言而善应，不召而自来，繟然而善谋。天网恢恢，疏而不失……我无为，而民自化；我好静，而民自正；我无事，而民自富；我无欲，而民自朴。……无狎其所居，无厌其所生。夫唯不厌，是以不厌。”然“五色令人目盲，五音令人耳聋，五味令人口爽，驰骋田猎令人心发狂，难得之货令人行防。”故应去文去智，宜当“治大国若烹小鲜。”“是以圣人处无为之事，行不言之教。”反之则“烹鱼烦则碎，治民烦则散”，故法自然之规律、施清静之政行，最终“以无事取天下”也；以民为本，云：

“圣人无常心，以百姓心为心。……故贵以贱为本，高以下为基。是以王侯自称孤、寡、不榖，此非以贱为本邪?非乎?”反之若“民不畏死，奈何以死惧之?……民不畏威，则大威至”。故宜薄赋减税，因“民之饥，以其上食税之多，是以饥。民之难治，以其上之有为，是以难治。民之轻死，以其上求生之厚，是以轻死”。故宜减刑简令，民之司杀，乃天地之职不可代，代之如代匠斫木希有不伤其手，云:“常有司杀者杀。夫代司杀者杀，是谓代大匠斫。夫代大匠斫者，希有不伤其手矣。”反战慎兵，云:“以道佐人主者，不以兵强天下。其事好还。师之所处，荆棘生焉。大军之后，必有凶年。”故需慎兵，云:“兵者不祥之器，非君子之器，不得已而用之，恬淡为上。胜而不美，而美之者，是乐杀人。夫乐杀人者，则不可得志于天下矣。”无为而治，治民不尚物欲、不崇巧诈，云:“不尚贤(多财)，使民不争。不贵难得之货(宝物)，使民不为盗。不见可欲，使民心不乱。是以圣人之治也，虚其心，实其腹，弱其志(迷惑)，强其骨，常使民无知无欲。使夫智者不敢为也，为无为，则无不治。”是故“古之善为道者，非以明民(巧诈)，将以愚(诚朴)之。民之难治，以其智多。故以智治国，国之贼;不以智治国，国之福。知此两者，亦稽式。常知稽式，是谓玄德。”即所谓:“大道废，有仁义;智慧出，有大伪”故“绝圣弃智、绝仁弃义、绝巧弃利，绝学无忧。”遂成小国寡民之理想之国，云：“小国寡民，使有什伯之器而不用，使民重死而不远徙。虽有舟舆，无所乘之；虽有甲兵，无所陈之。使民复结绳而用之。甘其食，美其服，安其居，乐其俗，邻国相望，鸡犬之声相闻，民至老死不相往来（战争之意，今人多曲解）。”

孔子以大同为治国理想，施仁礼之治。大同者，“大道之行也，天下为公，选贤与能，讲信修睦。故人不独亲其亲，不独子其子；使老有所终，壮有所用，幼有所长，矜寡孤独废疾者皆有所养。男有分，女有归。货，恶其弃于地也，不必藏于己；力，恶其不出于身也，不必为己。是故谋闭而不兴，盗窃乱贼而不作，故外户而不闭。是谓大同。”仁礼者，仁心礼序也；仁（心）者爱人也；“‘善人为邦百年，亦可以胜残去杀矣。’诚哉是言也。”（《论语·子路》）善者仁也。礼者，周礼也。子曰：“道之以政，齐之以刑，民免而无耻；道之以德，齐之以礼，有耻且格。”行礼之法，在正名，“名不正，则言不顺；言不顺，则事不成；事不成，则礼乐不兴；礼乐不兴，则刑罚不中；刑法不中，则民无所措手足。故君子名之必可言也，言之必可行也。君子于其言，无所苟而已矣。”（《论语·子路》）

李悝主张富国强兵之治国理想，重农兵，强法治，人称“变法之始，重农之祖”，历史上第一次提出废止世袭贵族制度，云：“食有劳而禄有功，使有能而赏必行，罚必当”；并大力实行“尽地力，平籴法”之重农政策；同时反礼教，不法古，不循今，兴法治以定分止争，兴功惧暴。

商鞅主霸主之治国理想，重变革，具之以弱民酷法重农尚武之策，即所谓“变法修刑，内务耕稼，外劝战死之赏罚。”（《史记·秦本纪》），由此而立并天下之基。言变革者，云：“前世不同教，何古之法。帝王不相复，何礼之循？”又云“治世不一道，便国不法古，故汤武不循古而王，夏殷不易礼而亡。反古者不可非，而循礼者不足多。”从而主张“当时而立法，因事而制礼。”言弱民者，云：“民胜其政，国弱；政胜其民，兵强。……昔之能制天下者，必先制其民者也；能胜强敌者，必先胜其民者也．故胜民之本在制民。”因为，“民弱国强，民强国弱，故有道之国，务在弱民。朴则强，淫则弱；弱则轨，淫则越志；弱则有用，越志则强。”言酷法者，云：“明王之治天下也，源法而治，按功而赏。……兴兵而伐，则武爵武任，必胜。按兵而农，粟爵粟任，则国富。兵起而胜敌，按兵而国富者王。……以刑去刑，国治；以刑致刑，国乱。故曰：行刑重轻，刑去事成，国强；重重而轻轻，刑至事生，国削。……所以壹刑者，刑无等级，自卿相将军以至大夫庶人，有不从王令，犯国禁，乱上制者，罪死不赦。”言重农尚武者，云：“国之所以兴者，农战也。农者寡而游者众，故其国贫危。其境内之民，皆事商贾，为技艺，避农战，如此亡国则不远矣。……故圣人之为国也，入令民以属农，出令民以计战.……胜敌而革不荒，富强之功，可坐而致也。……民闻战而相贺也，起居饮食所歌谣者，战也。”

慎到倡虚君法治之政治理想，其逻辑为首先缘于万物不齐，要因势利导，“知万物皆有所可，有所不可。故曰：选则不遍，教则不至，道则无遗者矣。是故慎到弃知去己而缘不得已。冷汰于物以为道理。”（《庄子·天下》）所以要弃知去己，以客观无知之物而非主观“人知”之物来判物称物，方无恩无怨，因为“夫无知之物，无建己之患，无用知之累，动静不离于理，是以终身无誉。”（《庄子·天下》）如“措钧石，使禹察之，不能识也。悬于权衡，则厘发识矣。……有权衡者，不可欺以轻重；有尺寸者，不可差以长短；有法度者，不可巧以诈伪。”（《慎子》）故为君者，应舍身以法治，云：“君人者，舍法而以身治，则诛赏予夺从君心出。然则受赏者，虽当，望多无穷；受罚者，虽当，望轻无已。君舍法，而以心裁轻重，则同功殊赏，同罪殊罚矣。怨之所由生也。……法虽不善，犹愈于无法。所以一人心也。夫投钩以分财，

投策以分马，非钩策为均也，使得美者不知所以美，得恶者不知所以恶。此所以塞愿望也。”（《慎子》）

许行等农家提“君臣并耕，去除政府”之言，云：“有为神农之言者许行……贤者与民并耕而食，饔飧而治。”（《孟子·滕文公篇》）汉书讥之为鄙，言“农家者流，盖出于农稷之官，播百谷劝耕桑，以足衣食，……此其所长也。及鄙者为之，以为无所事圣王，欲使君臣并耕，悖上下之序。”（《汉书·艺文志》）

孟子期小康社会之治国理想，行王道（法先王），施仁政（将孔子仁心上升到仁政），以民为本，以德治国。行王道（桀纣等独夫民贼除外），反苛刑，于民施以教化，“谨庠序之教，申之以孝悌之义”，以民为本，思“民为贵，社稷次之，君为轻”之智，虑“得民心者得天下，失民心者失天下。”之警，以仁义礼智之四端，倡“父子有亲，君臣有义，夫妇有别，长幼有序，朋友有信”之人伦，致“老吾老，以及人之老；幼吾幼，以及人之幼，天下可运于掌。……人人亲其亲，长其长，而天下平”之太平盛世。憧憬“五亩之宅，树之以桑，五十者可以衣帛矣。鸡豚狗彘之畜，无失其时，七十者可以食肉矣。百亩之田，勿夺其时，八口之家可以无饥矣”之小康社会。

庄子期同与禽兽居，族与万物并的“至德之世”，云：“故至德之世，其行填填，其视颠颠。当是时也，山无蹊隧，泽无舟梁；万物群生，连属其乡；禽兽成群，草木遂长。是故禽兽可系羁而游，鸟鹊之巢可攀援而窥。夫至德之世，同与禽兽居，族与万物并，恶乎知君子小人哉！”（《庄子·外篇·马蹄》）

荀子治群居合一之治国理想，礼（法后王）法并举，由霸入王。礼法并举者，云：“治之经，礼与刑，君子以修百姓宁”故“以善至者待之以礼，以不善至者待之以刑。两者分别，则贤不肖不杂，是非不乱。贤不肖不杂，则英杰至，是非不乱，则国家治”然法治者，暴察之威也，唯霸而已；若长治久安，必以礼治为终，行道德之威，“故礼及身而行修，义及国而政明，能以礼挟而贵名白，天下愿，令行禁止，王者之事毕矣”。必“隆礼尊贤而王，重法爱民而霸”，即由霸入王也。所谓明分使群，以制礼义；等级有序，群居合一，由此“其百姓朴，其声乐不流污，其服不挑，甚畏有司而顺，古之民也。……其百吏肃然，莫不恭俭敦敬，忠信而不楛，古之吏也。……其士大夫，出于其门，入于公门，出于公门，归于其家，无有私事也；不比周，不朋党，倜然莫不明通而公也，古之士大夫也。观其朝廷，其间听决百事不留，恬然如无治者，古之朝也。……故四世有胜，非幸也，数也。是所见也。故曰：佚而治，约而详，不烦而功，治之至也。”

邹衍以为没有永恒之王朝，立五德终始说（之前没有系统五行之说），以为天有五行，而国家兴替即依循五行之德运转之顺序循环往复（如黄帝、夏、商、周、秦以土、木、金、火、水之相克而生），虽承认历史客观之变化然以天意循环之规律运转

韩非子崇至安之世之治国理想，以法为道（变古易常），极致君权。以法为道，施治世之法度如行自然之规律，因道全法，简约至安，云："寄治乱于法术，托是非以赏罚，属轻重于权衡。……守成理，因自然；祸福生乎道法，而不出乎爱恶；荣辱之责在乎己而不在乎人。"人性本恶，行仁义则乱，施刑法则治，故"圣人者，审于是非之实，察于治乱之情也。故其治国也，正明法，陈严刑，将以救群生之乱，去天下之祸，使强不陵弱，众不暴寡，耆老得遂，幼孤得长，边境不侵，君臣相亲，父子相保，而无死亡系虏之患，此亦功之至厚者也！"专以法化民，命从圣人（君主），法、吏具器，极致君权，故云："法自君出……事在四方，要在中央；圣人执要，四方来效。……万乘之主，千乘之君，所以制天下而征诸侯者，以其威势也。"严刑峻法，禁心言事。君权法度，达于至安，云："至安之世，法如朝露，纯朴不散，心无结怨，口无烦言。故车马不疲弊于远路，旌旗不乱于大泽，万民不失命于寇戎，雄骏不创寿于旗幢；豪杰不著名于图书，不录功于盘盂，记年之牒空虚。

故曰：利莫长于简，福莫久于安。”

《淮南子》杂各家之思，待圣人之治之治国理想，以道家“君道无为”为统，云：“天清以静，地定以宁……静谟者神明之宅，虚无者道之所舍。……是以上多故则下多诈，上多事则下多态，上烦扰则下不定，上多求则下交争。”故“人主之术，处无为之事，行不言之教，清静而不动，一度而不摇，因循而任下，责成而不劳。……君人之道，处静以修身……有道之主，灭想去意，清虚以待”。率名实之言，主各司其职，云：“循名责实，官使其司。上操其名，以责其实；臣守其职，以效业功。”率儒家之济世情怀，主臣道有为，云：“所谓无为者，不先物为也；所谓无不为者，因物之所为。所谓无治者，不易自然也；所谓无不治者，因物之相然也。”以民为本，云：“国主之有民也，尤城之有基，木之有根。根深则木固，基美则上宁。”率法家之治世志向，主制人禁行，云：“尧为匹夫，不能使其邻家。至南面为王，则令行禁止。”由此观之，贤不足以服不肖，而势位足以屈贤矣。“……摄权柄之势，其于化民易矣。……故法律度量者，人主之所以执下；释之而不用，是犹无辔而驰也，群臣百姓反弄其下。是故有术则制人，无术则制于人。”

汉董仲舒“罢黜百家，独尊儒术”之策对于吾国吾民、吾人吾性影响深切而久远……

汉司马迁“夏之政忠，忠之敝，小人以野，故殷人承之以敬。敬之敝，小人以鬼，故周人承之以文。……三王之道若循环，终而复始。”之历史循环观、王充“昌衰兴废皆天时也。……政之适也，君臣相忘于治。”之自然无为（命运）观、仲长统“人事为本，天道为末”。之人事观、三国刘劭“英雄创大业、圣人致太平”之英雄史观、王弼“以君御民，执一统众、治众者至寡者也”。之君主专制观、唐刘知几“古今不同，势使之然、论成败者当以人事为主”之形势观、韩愈“尊天命期圣人（儒圣）立教万物得其宜”之圣人至尚观、柳宗元“利民劝耕天人相预以及历史进程受命于生（生存）人之意”之人类愿求观、宋司马光“国之治乱皆在人君、治乱存亡安危之本源皆在人君之心、人君之心在于修仁明武三德”之君心决定观、王介甫“权时变法新礼”之进化观、朱晦庵“存天理、去人欲”之天理观、陈同甫“王霸杂用、理欲并行”之气数观、明王浚川“法久必弊，渐变以救”之君主推动观、明清王船山“离合治乱、理（规律）势（趋势）合一”之客观规律必然观等诸论单就治国或虽珠言星语，然毕竟为治世之哲思，立标启智，弥足尚珍矣。

——人生矛盾之取舍

人生在世，常临矛盾，正因矛盾，方为驱动引领人类哲思文明不断前行之内在动力。既言矛盾，必关抉择，正因抉择，益体现吾人吾文诸多风流，诸多风采。

（1）己身

①生死矛盾

儒家以为乐生安死，生时知生，不必虑死；死当止息，唯求正安。孔子云：“未知生，焉知死！”《论语·泰伯》云：“曾子有疾，召门弟子曰：“启予足，启予手。《诗》云：‘战战兢兢，如临深渊，如履薄冰。’而今而后，吾知免夫！小子！”《礼记》云：“曾子寝疾病……君子之爱人也以德，细人之爱人也以姑息。吾求何哉？吾得正而毙焉，斯已矣。”举扶而易之，反席未安而没。”孟子志在死而不朽，惟圣贤之名传于后世；明儒罗伦云：“生而必死，圣人无异于众人也。死而不亡，与天地并久，日月并明，其惟圣贤乎！”《荀子·大略》云：子贡问于孔子曰：赐倦于学矣，愿息事君。……子贡曰：‘大哉死乎！君子息焉，小人休焉。’儒家遇生死抉择时毅然于杀身成仁（如孔子“志士仁人，无求生以害仁，有杀身以成仁”。）舍生取义（如孟子“生，亦我所欲也，义，亦我所欲也。二者不可得兼，舍生而取义者也”）；至汉经学王充“有血脉之类，无有不生，生无不死。”之生死必然；至宋道学张横渠“存，吾顺事；没，吾宁也。”之有为安死；理学朱晦庵“乃是生理已尽，安于死而无愧”。之尽理安死；心学王阳明“尚有一种生死观念……若于此处见得破，透得过，此心全体方是流行无碍，方是尽性至命之学”。之透过生死；明清王船山“哀者必真，而患者必妄也。且天地之生也，则人以为贵。草木任生，而不恤其死；禽兽患死，而不知哀死。人知哀死，而不必患死。哀以延天地之生，患以废天地之化”。之顺生哀死；道家老子出生入死于自然，老子云：“飘风不终朝，骤雨不终日……天地尚不能久？而况于人乎？”生时重视见素抱朴之纯真，死时追求道亦不亡之超越；庄子以为生死自然，不能却止，故不必悦生，不必恶死，不哀亦不患，庄子云：“死生命也，其有夜旦之常，天也；人之有所不得与，皆物之情也。……生之来不能却，其却不能止。……明手坦途，故生而不悦，死而不祸，知终始之不可故也。”晋之道教葛洪者求长生以飞升成仙；墨家重生贵义，重生，墨子云：“生为甚欲，死为甚憎”以“兴天下之利，除天下之害”贵义，墨子云：“天下万事莫过于义”义可赴死“墨子兼爱，摩顶放踵利天下为之”（孟子语）；法家（韩非子）生死有定理，为君尽死节，“夫生而乱，不如死而治。”名家阴阳家未观其明白生死观，惟循只言以测之，惠子哀死，云：“庄子妻死，惠子吊之，庄子则方箕踞鼓盆而歌。惠子曰：‘与人居，长子；老，身死，不哭亦足矣！又鼓盆而歌，不亦甚乎？’”邹衍深观阴阳消息，阳离爰死，天式纵横。

②理欲矛盾

儒家于欲，盖之以制欲。孔子以矩为制，云："七十而从心所欲，不逾距。"孟子以寡为制，云："养心莫善于寡欲。……无为其所不为（不当为），无欲其所不欲（不当欲），如此而已矣。"荀子以礼为制，人生有欲，不在多寡而在于是否合理，以心止欲，以礼节欲，方可遂欲，云："故欲过之而动不及，心止之也。心之所可中理，则欲虽多，奚伤于治？欲不及而动过之，心使之也。心之所可失理，则欲虽寡，奚止于乱？……人生而有欲。欲而不得，不能无求；求而无度量分界，则不能不争；争则乱，乱则穷。先王恶其乱也，故制礼义以分之，以养人之欲，给人之求；使欲必不穷乎物，物必不屈于欲。两者相持而长，是礼之所起也。故礼者养也。……君子乐得其道，小人乐得其欲。以道制欲，则乐而不乱；以欲忘道，则惑而不乐。"宋代道学开理欲之辨，言天理人欲相对立；于欲而言，天理者，公之基欲也；人欲者，私之过欲也。张横渠以返为制，应返天理，非徇人欲，云"上达反天理，下达徇人欲者与！"程明道以解为制，人欲危，天理微，云："人心莫不有知，唯蔽于人欲，则忘天理也。"程伊川以损为制，损人欲，复天理，云："养心莫善于寡欲，不欲则不惑。……先王制其本者，天理也；后人流于末者，人欲也。损之义，损人欲以复天理而已。"

朱晦庵以除为制，革尽人欲，复尽天理，云："有个天理，便有个人欲。盖缘这个天理，须有个安顿处；才安顿得不恰好，便有人欲出来。……学者须是革尽人欲，复尽天理，方始是学。"王阳明以去为制，存天理，去人欲，云："只要去人欲，存天理，方是功夫。静时念念去人欲存天理，动时念念去人欲存天理。"胡五峰以道为制，理欲统一，云："天理人欲，同体而异用，同行而异情。进修君子，宜深别焉。……好恶，性也。小人好恶以已，君子好恶以道。"天理人欲皆以好恶为同体，以合一为同行；以合已合道为异用，以公私为异情。王船山以理为制，言公欲即理，以理衡欲；私欲非理，亦且害理，云："私欲净尽，天理流行，则公矣。"戴东原以节为制，言理欲统一，理存欲中，欲节为理，离欲无理，云："理者，存乎欲者也。……天理者，节其欲而不穷人欲也。是故欲不可穷，非不可有。有可节之，使无过情无不及之情，可谓之非天理乎？"墨家于欲，盖之以抑欲，抑人之过欲以遂众生之基欲，墨子云："且夫仁者之为天下度也，非为其目之所美，耳之所乐，口之所甘，身体之所安，以此亏夺民衣食之财，仁者弗为也。"故墨家重苦行以兴天下之利。道家于欲，盖之以素欲。素者，自然也。老子云："见素抱朴，少私寡欲。"私者非众，非众者不自然也；欲者必求，求者必力，力者必过，过者亦非自然也；故曰少者、寡者。《道德经》曰："无欲以静，天下将自定。"此无欲非无欲，无过分之欲也；食、服、居、俗虽为所需，然要"甘其食，美其服，安其居，乐其俗"。故持而盈之，不如其已。揣而棁之，不可长保。金玉满堂，莫之能守。富贵而骄，自遗其咎。……甚爱必大费，多藏必厚亡。知足不辱，知止不殆，可以长久。"庄子亦云："其耆欲深者，其天机浅。……同乎无欲，是谓素朴，素朴而民性得矣。"《列子》于欲，盖之以纵欲。云："人之生也，奚为哉？奚乐哉？为美厚尔，为声色尔！"生来死往，任心而动。云："恣耳之所欲听，恣目之所欲视，恣鼻之所欲向，恣口之所欲言，恣体之所欲安，恣意之所欲行。"

（2）处事

①义利矛盾

义利之争，主要儒墨二家。所谓义者，人应当之所为；所谓利者，人之所需。儒家之义者，谓人之所以异于禽兽、之所以为人，立足于人之个体之为，谓之应当之表准。墨家之义者，以利天下之为（万事莫贵于义，顺天为义，以利成就兼爱，强调"人之有力相营，有道相教，有财相分也。……凡言凡动，利于天、鬼、百姓者为之"），谓之应当之表准。儒家之利者，多鄙私利；墨家之利者，多重公利。孔子以义为本，云："君子义以为质，礼以行之，孙以出之，信以成之，君子哉。……君子喻于义，小人喻于利。”孟子尚义反利，云：“大人者，言不必信，行不必果，唯义所在。……万乘之国，弑其君者，必千乘之家；千乘之国，弑其君者，必百乘之家。万取千焉，千取百焉，不为不多矣，苟为后义而先利，不夺不餍。”荀子先义后利，以义节利，云：“先义后利者荣，先利后义者辱。……好利恶害，是君子小人之所同也；若其所以求之之道则异矣。……义之所在，不倾于权，不顾其利，举国而与之不为改势，重死而持义而不挠，是士君子之勇也。……唯利所在，无所不倾，若是则可谓小人矣。”墨子以利衡义，利义合一，云：“义，利也。……义利，不义害。”道家以为利义皆属人为，有悖于自然无为，故轻利薄义，云：“死生无变于己，而况利害之端乎？”汉董仲舒重义轻利，云：“义者心之养也，利者体之养也。体莫贵于心，故利莫重于义。……正其义不谋其利，明其道不计其功（虽《汉书》语，后儒皆当董子之思，奉为人格之帅言）。”宋邵康节以义利示天下之治乱，求义利兼忘，云：“天下将治，则人必尚义也；天下将乱，则人必尚利也。……君子喻于义，贤人也；小人喻于利而已。义利兼忘者，唯圣人能之。”宋张横渠义重生死，云：“义，公天下之利。……不知当生则生，当死则死；今日万钟，明日弃之；今日富贵，明日饥饥，亦不邺，惟义所在。”宋程明道程伊川以义为利，云：“圣人以义为利，义安处便为利。”宋胡五峰谋公无私，云：“一身之利，无谋也；而利天下者则谋之。一时之利，无谋也；而利万世者则谋之。存斯志，行斯道，躬耕于野，上以奉祀事长，下以慈幼延交游于身，足矣。”宋朱晦庵陆象山严辨义利谓为学之本，陆象山以为义利势不两立，君子应志乎义，云：“私意与公理，私欲与道义，其势不两立。从其大体与从其小体，亦在人而。……诚能深思是身，不可使之为小人之归，其于私欲之习，惧焉为之痛心疾首，专志乎义而日勉焉，博学审问，慎思明辨而笃行之。”主张以志辨行，以行（义利）辨君子小人，云：“志乎义，则所习者必在于义，所习在义，斯喻于义矣。志乎利，则所习者必在于利，所习在利，斯喻于利矣。故学者之志不可不辨也。”朱晦庵重义轻利，并以为君子以义取利，小人唯利是利，云：“古之圣贤，言治必以仁义为先，而不以功利为急。……义之合处便为利。”宋陈同甫主张义利双行。宋叶水心和清颜习斋兼重义利，叶水心云：“正谊不谋利，明道不计功，此语初看极好，细看全疏阔。古人以利与人，而不自居其功，故道义光明……既无功利，则道义乃无用之虚语尔。”颜习斋云：“其实义中之利，君子所贵也。……予尝矫其偏，改云：正其谊以谋其利，明其道而计其功。”

②损益矛盾

损益者，人生修为之减增也。吾人主益者，有孔子，主张精进增益，云："学而时习之不亦说乎？……朝闻道夕死可矣。"孟子主张扩人之初以增益其所不能，云："仁义礼智，非由外铄我也，我固有之也。……凡有四端于我者，知皆扩而充之矣。……故天将降大任于斯人也，必先苦其心志，劳其筋骨，饿其体肤，空乏其身，行拂乱其所为，所以动心忍性，曾益其所不能。人恒过，然后能改，困于心，衡于虑，而后作；征于色，发于声，而后喻。"荀子主张化人之初，习伪以正之以导之，云："长迁而不返其初，则化矣。……起礼义，制法度，以矫饰人之情性而正之，以扰化人之情性而导之也。"宋张横渠主张日益日得，云："唯知学然后能勉，能勉然后日进，而不息可期矣。……益物必诚，如天之生物，日进日息。自益必诚，如川之方至，日增日得。"清戴东原主张增益进智，云："德行始乎蒙昧，终乎圣智。……唯学可以增益其不足，而进于智。"吾人主损者，有老子，主张复人之初，归朴如婴，云："绝学无忧。……益生曰祥。……为学日益，为道日损，损之又损，以至于无为。"庄子主张绝学返性复初，云："常因自然而不益生也。……返其性情而复其初。……忘其肝胆，遗其耳目。……堕肢体，黜聪明。"宋程朱陆王派主张性本圆满，学以复其初，然二程以减（损）为学（减尽便无事），朱子以添（益）为学（博学于文）。陆王派亦以减为学（陆“今之论学者自家只是减他底”王“吾辈用功，只求日减，不求日增。减得一分人欲，便是复得一分天理”）吾人主损益当时者，《易传》也，云：“损益盈虚，与时偕行。……损，德之修也；益，德之裕也。”

③有情与无情矛盾

情者，心之智能也，形之于喜怒哀乐爱恶惧。情者非欲，欲者性也，眼耳鼻舌身意之功能也，相之于色声香味触法。吾人言情有有情、无情及理情之说。先儒执有情，孔子重情之坦荡，云：“君子坦荡荡，小人长戚戚。……一箪食，一瓢饮，在陋巷；人不堪其忧，回也不改其乐，贤哉回也。”孟子重情之无私，仁义礼智于人，横逆于我者不动心也。荀子重情之正导，云：“矫饰人之情性而正之，扰化人之情性而导之。”役物则情固，物役则情浮。《中庸》重情之中和，言“喜怒哀乐之未发，谓之中。发而皆中节，谓之和。中也者，天下之大本也；和也者，天下之达道也。致中和，天地位焉，万物育焉。”后儒道学重理情，有情而不累于情、不系于心，如程明道云：“圣人之喜，以物之当喜；圣人之怒，以物之当怒，是圣人之喜怒，不系于心而系于物也。……于怒时遽忘其怒，而观理之是非。”如程伊川云：“小人之怒在已，君子之怒在物。”如戴东原以情从理，云：“理也者，情之不爽失者也，未有情不得而理得者也。……在己与人皆谓之情，无过情无不及情之谓理。”然后儒者邵康节胡五峰朱晦庵王阳明皆重情之中节，反无情说，如邵康节云：“以物喜物，以物悲物，此发而中节者也。”胡五峰云：“凡天命所有而众人有之者，圣人皆有之。人以情为有累也，圣人不去情。……圣人发而中节，而众人不中节也。中节者为是，不中节者为非。”朱晦庵云：“当怒而怒，便中节，事过便消了，更不积。”王阳明以为当怒则怒，当喜则喜，云：“七情顺其自然之流行，皆是良知之用。”然情动心不动，顺物而心安，云：“且如出外见人相斗，其不是的，我心亦怒；然虽怒，却此心廓然，不曾动些子气。”即不著私意，便为中节。颜习斋重情之平易谦和，云：“当忧不忧，当怒不怒，佛氏之空寂也；儒者而无所忧怒也，何以别于异端乎？忧则过忧，怒则过怒，常人之无养也，学者而为忧怒役也，何以别于常人乎？唯平易以度艰辛，谦和以化凶暴，自不为忧怒累。”墨家执有情，墨子唯重爱之情，仁义于事，兼爱天下。庄子执无情，人事之变，在命不在我；物之损溢，吾不能御，故何情之有？

（3）行为

①动静矛盾

吾人言动静，待道之态度也。道家初言，儒墨未具言，宋明清道学论之较详。道家主静，老子云：“致虚极，守静笃，万物并作，吾以观复。……不欲以静，天下将自定。……躁胜寒，静胜热，清静为天下正。”庄子云：“形如槁木，心如死灰。……水静则明烛须眉，平中准，大匠取法焉。水静犹明，而况精神？圣人之心静乎，天地之鉴也，万物之镜也。夫虚静恬淡，寂寞无为者，天地之平而道德之至。”后儒道学主静者周濂溪，云：“圣人定之以中正仁义，而主静，立人极焉。……动而正曰道，用而和曰德；匪仁、匪义、匪礼、匪智、匪信，悉邪也。邪动辱也；甚焉，害也。故君子慎动。……吉凶悔吝生乎动。噫！吉一而已，动可不慎乎？”主动静合一者有程明道程伊川者，言动静归定，居敬行简，云：“所谓定者，动亦定，静亦定；无将迎，无内外。……敬则自虚静，不可把虚静唤作敬。居敬则自然行简，若居简而行简，却是不简。”有朱晦庵者，云：“动时也有静，顺理而应，则虽动亦静也。……若不顺理而应，则虽块然不交于物以求静，心亦不能得静。……若以天理观之，则动之不能无静，犹静之不能无动也；静之不可不养，犹动之不可察也。……人身只有个动静，静者养动之根，动者所以行其静。”程朱之动静合一者偏静也。王阳明者，言动静无间，云：“其静也者，以言其体也；其动也者，以言其用也。故君子之学，无间于动静。……故循理之谓静，从欲之谓动。……须在事上磨炼做工夫。若只好静，遇事便乱。”王船山主动说，以动为本，云：“人莫悲于心死，则非其能动，万善不生，而恶积于不自知。欲相昵，利相困，习气相袭以安，皆重阴凝滞之气，闭人之生理者也。而或以因而任之，恬而安之，谓之为静，以制其心之动，而不使出与物感；则拘守幽暖，而丧其神明，偷安以自怡，始于笑言而卒于恐惧。甚哉！致虚守静之说，以害人心至烈也。……圣贤以体天知化居德行仁，只在一动字上。”人生应动之不懈，不动则无以行诸德，云:“知吉凶悔吝之生乎动也,则曰不动不生。……至于块土，而吉凶悔吝之端泯，终古而颓然自若也。乃天既不俾我为块土矣，有情则有动。……天下日动而君子日生，天下日生而君子日动。动者道之枢，德之牖也。”颜习斋更主动,唯动益强，云:“吾尝言:一身动则一身强，一家动则一家强,一国动则一国强,天下动则天下强。……养身莫善于习动，夙兴夜寐，振起精神，寻事去做！行之有常，并不困疲，日益精壮。但说静息将养，便日就惰弱。……宋人好言习静，吾以为今日正当习动耳。”

②兼独矛盾

人生于世，为兼利天下者乎？为独善其身者乎？亦或兼独于穷达也？墨家兼利天下，自苦为义，云：“仁人之所以为事者，必兴天下之利，除去天下之害，以此为事者也。……以绳墨自矫，而备世之急。”道家独善其身，以为道出必非，仁义出，天下贼，云：“昔者黄帝始以仁义撄人之心，尧舜于是乎股无胈，胫无毛，以养天下之形，愁其五藏以为仁义，矜其血气以规法度。然犹有不胜也，尧于是放灌兜于崇山，投三苗于三峗，流共工于幽都，此不胜天下也。夫施及三王而天下大骇矣，下有桀跖，上有曾史，而儒墨毕起。于是乎喜怒相疑，愚知相欺，善否相非，诞信相讥，而天下衰矣。大德不同，而性命烂漫矣；天下好知，而百姓求竭矣。于是乎釿锯制焉，绳墨杀焉，椎凿决焉。天下脊脊大乱，罪在撄人心。故贤者伏处大山嵁岩之下，而万乘之君忧栗乎庙堂之上。今世殊死者相枕也，桁杨者相推也，刑戮者相望也，而儒墨乃始离跂攘臂乎桎梏之间。意，甚矣哉！其无愧而不知耻也甚矣！吾未知圣知之不为桁杨椄槢也仁义之不为桎梏凿枘也，焉知曾史之不为桀跖嚆矢也！故曰‘绝圣弃知而天下大治’。……爱利出乎仁义，捐仁义者寡，利仁义者众。夫仁义之行，唯且无诚，且假乎禽贪者器。……为善无近名，为恶无近刑，缘督以为经，可以保身，可以全生，可以养亲，可以尽年。”儒家兼独于穷达，用舍之行藏，云：“用之则行，舍之则藏，唯我与尔有是夫。……天下有道则见，无道则隐。……得志泽加于民，不得志修身见于世。穷则独善其身，达则兼善天下。”

③自然与人为矛盾

人生天地，处之以何？吾人常思概之以三，一者主张任天无为；二者主张制天应人；三者主张重人尊天。主张任天无为者，如老子以为人应顺应自然，不为不执，云：“人法地，地法天，天法道，道法自然。……天下多忌讳，而民弥贫；人多利器，国家滋昏；人多伎巧，奇物滋起；法令滋彰，盗贼多有。……无为故无败，无执故无失。”老子实以无为入有为也。如庄子以为人应随顺天然，唯命之从，云：“物不胜天久矣。……不以心捐道，不以人助天。……牛马四足，是谓天；落马首，穿牛鼻，是谓人。……夫圣人未始有天，未始有人；未始有始，未始有物；与世偕行而不替。”主张制天应人者，如荀子以为制天命而用之，云：“大天而思之，孰与物畜而制之？从天而颂之，孰与制天命而用之？望时而待之，孰与应时而使之？……愿与物之所以生，孰与有物之所以成？故错人而思天，则失万物之情。……天之所覆，地之所载，莫不尽其美，致其用。”此派还应包括唐柳宗元“天人各行不相预”及刘梦得“天人交相胜，还相用”之卓见。主张重人尊天者，如孔子以为人应积极有为，精进力行，云：“人能弘道，非道弘人。……克己复礼为仁。……不知命，无以为君子也。”然吾以为孔子实以有为入无为也，如云：无为而治者，其舜也与？夫何为哉？恭已正南面而已矣。……天何言哉？四时行焉，百物生焉。天何言哉？”如孟子以为事天有为，云：“尽其心者，知其性也；知其性则知天矣。存其心，养其性，所以事天也。……亲亲而仁民，仁民而爱物。”如墨子以为顺天而为，云:“默则思，言则诲，动则事。……日夜不休，以自苦为极。”如汉董仲舒以为法天而为，云：“圣者法天，贤者法圣，此其大数也。……不顺天道，谓之不义。……且恕于人，顺于天。天人之道兼举，此谓执其中。……王者欲有所为，宜求其于乎天。”此后宋明道学者大多未出此见。清王船山戴东原甚重人为，明清王船山以为“天道不遗于禽兽，人道则为人之独”。东原以为“夫人之异于物者，人能明于必然；百物之生，各遂其自然也。……归于必然，适全其自然，此之谓自然之极致”。

3. 人之当然

生于自然而行于世，人也。人行一世，体无二界，世无彼此，何来出入？唯分立世与处世矣。人立世或处世，必怀应当之态度、必然之势愿也；立者，积极之势也；处者，自然之态也。无离世之人，亦无无人之世。故人之当然，即有行世之人之个体之理想，亦有人对于世之愿景。

——立世之当然

老子以无为立世，去典籍文明制度。其因为“道法自然”、其法为“贵柔”、其意为“成器长、无不治”。道法自然，自然者，尊规律也，非外加人之有为，云：“圣人处无为之事，行不言之教。万物作焉而不为始，生而不有，为而不恃，功成而弗居。”（《道德经·上篇》）故“圣人无为，故无败。”（《道德经·上篇》）“知足不辱，知止不殆，可以长久”（《道德经·下篇》）“反者道之动，弱者道之用。”（《道德经·下篇》）故法为贵柔，方能不致极而反，行世持久，故曰：“天下莫柔弱于水，而攻坚强者莫之能胜，以其无以易之。弱之胜强，柔之胜刚，天下莫不知，莫不行。”（《道德经·下篇》）何谓老子以无为立世？在于其旨“成器长、无不治”也，云：“我有三宝，持而宝之。一曰慈，二曰俭，三曰不敢为天下先。慈，故能勇；俭，故能广；不敢为天下先，故能成器长。”（《道德经·下篇》）又云：“是以圣人之治，虚其心，实其腹；弱其智，强其骨。常使民无知无欲，使夫智者不敢为也。为无为，则无不治。”（《道德经·上篇》）

孔子以仁立世，意在修身塑性，旨在于忠君以护王统。云：“夫仁者，已欲立而立人，已欲达而达人。”（《论语·雍也》）其法为克已复礼，云：“颜渊问仁。子曰：

克己复礼，为仁。一日克己复礼，天下归仁焉。为仁由己，而由人乎哉？颜渊曰：请问其目。子曰：非礼勿视，非礼勿听，非礼勿言，非礼勿动。颜渊曰：回虽不敏，请事斯语矣。”（《论语·颜渊》）其方为由近及远，云：“能近取譬，可谓仁之方也已。”（《论语·雍也》）其途为力行不虚，云：“巧言令色，鲜矣仁！”（《论语·学而》）“刚毅木纳近于仁。”（《论语·子路》）其具为游于礼乐，云：“志于道，据于德，依于仁，游于艺。”（《论语·述而》）其基为由己及人，云：“子贡问之曰：有一言而可以终身行之者乎？子曰：其恕乎！己所不欲，勿施于人。”（《论语·卫灵公》）其要为人忠己恕，云：“曾子曰：夫子之道，忠恕而已矣。”（《论语·里仁》）其则为凛仁正义，云：“唯仁者，能好人，能恶人。……我未见好仁者，恶不仁者，好仁者，无以尚之。恶不仁者，其为仁矣，不使不仁者加乎其身。……君子去仁，恶手成名？君子无终食之间违仁，造次必于是，颠沛必于是。”（《论语·里仁》）“志士仁人，无求生以害仁，有杀身以成仁！”（《论语·卫灵公》）其相为恭宽信敏惠，云：“子张问仁于孔子。孔子曰：能行五者于天下，为仁矣。请问之，曰：恭、宽、信、敏、惠。”（《论语·阳货》）其境为无恶无忧，云：“苟志于仁矣，无恶也。……不仁者，不可以久处约，不可以长处乐。仁者安仁。”（《论

语·里仁》）“仁者不忧。”（《论语·子罕》）

《易传》以中正刚健，时革变通，与天地调协，和顺于道德立世。言中正刚健者，谓“大哉乾乎！刚健中正，纯粹精也。”（《易传·文言传》）“文明以健，中正而应，君子正也。……刚健而不陷，其义不困穷矣。”（《易传·彖传》）言时革变通者，谓“应乎天而时行，是以元亨。……损益盈虚，与时偕行。……凡益之道，与时偕行。……时止则止，时行则行。动静不失其时，其道光明。”（《易传·彖传》）“变而通之以尽利。……化而裁之谓之变，推而行之谓之通，举而措之天下之民谓之事业。……易穷则变，变则通，通则久。”（《易传·系辞传》）言与天地调协者，谓“夫大人者，与天地合其德，与日月合其明，与四时合其序，与鬼神合其吉凶。先天下而天弗违，后天而奉天时。天且弗违，而况於人乎？况於鬼神乎？”言和顺于道德者，谓“圣人之作易也，幽赞神明而生蓍。参天两地而倚数，观变於阴阳，而立卦；发挥於刚柔，而生爻；和顺於道德，而理於义；穷理尽性，以至於命。昔者圣人之作《易》也，将以顺性命之理。是以立天之道，曰阴与阳；立地之道，曰柔与刚；立人之道，曰仁与义。”《易传·说卦传》

《大学》言之以修身立世，尊三纲、循八法，实现自我。三纲者“在明明德，在亲民，在止于至善”。八法者“古之欲明明德于天下者，先治其国；欲治其国者，先齐其家；欲齐其家者，先修其身；欲修其身者，先正其心；欲正其心者，先诚其意；欲诚其意者，先致其知；致知在格物；物格而后知至；知至而后意诚；意诚而后心正；心正而后身修；身修而后家齐；家齐而后国治；国治而后天下平。自天子以至于庶人，一是皆以修身为本。其本乱而未治者否矣。其所厚者薄，而其所薄者厚，未之有也”。由此“知止而后有定，定而后能静，静而后能安，安而后能虑，虑而后能得”。止于至善之境界。

孟子以义立世，其旨即以义行仁。云：“仁，人之安宅也，义，人之正路也。旷安宅而弗居，舍正路而不由，哀哉！”（《孟子·离娄》）“仁，人心也；义，人路也。舍其路而弗由，放其心而不知求，哀哉！”（《告子》）义者，以当与不当择为与不为也。以义成仁谓之大丈夫，云：“居天下之广居，立天下之正位，行天下之大道，得志与民由之，不得志独行其道。富贵不能淫，贫贱不能移，威武不能屈，此之谓大丈夫。”（《孟子·滕文公》）大丈夫善养至大至刚之浩然之气也，浩荡天地，融通万物，感悟“万物皆备于我矣，反身而诚，乐莫大焉。”（《孟子·尽心》）

墨子以兼爱立世，其旨在于不分人我，相爱无差，云：“兼相爱交相利之法，将奈何哉？子墨子言：视人之国，若视其国；视人之家，若视其家；视人之身，若视其身。……视人身若其身，谁贼？……视人家若其家，谁乱？视人国若其国，谁攻？……若使天下兼相爱，国与国不相攻，家与家不相乱，盗贼无有，君臣父子皆能孝慈。若此则天下治。”（《墨子·兼爱》）其本在于利，源于天之欲人，云：“今天下无大小国，皆天之邑也。人无幼长贵贱，皆天之臣也。此以莫不刍牛羊，豢犬猪，洁为酒醴粢盛，以敬事天。此不为兼而有之、兼而食之邪？天苟兼而有食之，夫奚说以不欲人之相爱相利也？……是以知天欲人相爱相利，而不欲人相恶相贼也。”（《墨子·法仪》）故“夫爱人者，人必从而爱之；利人者，人必从而利之。”（《墨子·兼爱》）然此利非一己之私利，乃国家之富、人民之众、刑政之治之天下之利也，即“仁人之所以为事者，必兴天下之利，除去天下之害，以此为事者也”。（《墨子·兼爱》）其法谓苦行为义，形劳于世，以禹为圣，方称墨道。

荀子以制天应人，役用万物立世。化性起伪，性伪相合，致人能群之以礼义；参天地（参与、成就），尽其力以治，役万物使其尽其美、致其用。荀子立足于人，谓道即人道，非言天地之道，云：“道者非天之道，非地之道，人之所以道也。”（《荀子·儒效》）群而有力，胜物得命，云：“水火有气而无生，草木有生而无知，禽兽有知而无义；人有气、有生、有知，亦且有义，故最为天下贵。人力不若牛，走不若马，而牛马为用，何也？曰：人能群，彼不能群也。人何以能群？曰：分。分何以能行？曰：义。故义以分则和，和则一，一则多力，多力则强，强则胜物，故宫室可得而居也。故序四时，裁万物，兼利天下，无它故焉，得之分义也。故人生不能无群，群而无分则争，争则乱，乱则离，离则弱，弱则不能胜物，故宫室不可得而居也，不可少顷舍礼义之谓也。能以事亲谓之孝，能以事兄为之弟，能以事上谓之顺，能以使下谓之君。君者，善群也。群道当则万物皆得其宜，六畜皆得其长，群生皆得其命。”（《荀子·王制》）人参天地，各尽其能，云：“天有其时，地有其材，人有其治。夫是之谓能参。”（《荀子·天论》）又云：“故天地生君子，君子理天地；君子者，天地之参也，万物之总也，民之父母也。”（《荀子·王制》）以致利用自然，裁制万物，云：“大天而思之，孰与物畜而制之！从天而颂之，孰与制天命而用之！望时而待之，孰与应时而使之！因物而多之，孰与骋能而化之！思物而物之，孰与理物而勿失之也？愿于物之所以生，孰与有物之所以成！故错人而思天，则失万物之情。”（《荀子·天论》）故“圣王之用也，上察于天，下错于地，塞备天地之间，加施万物之上。”（《荀子·王制》）以尽其美，致其用，云："故天之所覆，地之所载，莫不尽其美，致其用。"（《荀子·王制》）"于天地万物也，不务说其所以然，而致善用其材。"（《荀子·君道》）

《中庸》教之以诚立世，诚之法者，行三德也；诚之道者，守中庸也。所谓诚者，真实无妄也。何言以诚立世？"诚者，自成也；而道自道也。诚者，物之终始，不诚无物。"其理在于"唯天下至诚，为能尽其性；能尽其性，则能尽人之性；能尽人之性，则能尽物之性；能尽物之性，则可以赞天地之化育；可以赞天地之化育，则可以与天地参矣"。何以赞化？因为"诚则形，形则著，著则明，明则动，动则变，变则化。唯天下至诚为能化。"故人以诚立世，求诚乃人之道，云："诚者，天之道也；诚之者，人之道也。诚者，不勉而中，不思而得，从容中道，圣人也。诚之者，择善而固执之者也。"择之何善？择智、仁、勇三德以为善，云："天下之达道五，所以行之者三。曰：君臣也，父子也，夫妇也，昆弟也，朋友之交也。五者，天下之达道也。知、仁、勇三者，天下之达德也。所以行之者一也。或生而知之，或学而知之，或困而知之；及其知之一也。或安而行之，或利而行之，或勉强而行之，及其成功一也。子曰："好学近乎知，力行近乎仁，知耻近乎勇。知斯三者，则知所以修身；知所以修身，则知所以治人；知所以治人，则知所以治天下国家矣。”秉之何道？中庸也，即事物无过不及，随时以处中，云：“喜怒哀乐之未发，谓之中；发而皆中节，谓之和。中也者，天下之大本也；和也者，天下之达道也。致中和，天地位焉，万物育焉。……庸德之行，庸言之谨。有所不足，不敢不勉；有余不敢尽。言顾行，行顾言。君子胡不慥慥尔。”以诚立世之说，自《中庸》立“天道之诚、不诚无物”，后有唐李翱之“复性之诚、广大请明，照乎天地”和宋周濂溪之“人本性为诚、五常之本、百行之源”为续衍。

以上为以世言世，立群生普世之道。

战国韩非子推崇大丈夫，守成理，因自然，云：“所谓大丈夫者，谓其智之大也。……不急法之外，不缓法之内；守成理，因自然。”汉王充致“鸿儒”之理想、徐幹“德艺根枝干叶”之人格、魏阮籍“自然至人”之态度、嵇康“神仙”之幻求、唐刘禹锡“惠草高洁”之志行、宋周濂溪续《中庸》以诚为本，以静为则，以无欲为法，致圣人，护君主之意图、宋张横渠主张民胞物与泛爱万物立为天地立心，为生民立道，为去圣继绝学，为万世开太平之抱负等等哲人之观，皆偏重于个人自我之追求（我要）而非普世大同（要人）之价值，故略。

以上为以人言人，倡个人修养之追求。

宋程伊川以天人一道，与理为一，主张存天理、灭人欲立世，言天人一道，云："天地人只一道也。才通其一，则余皆通。"（《语录》）言与理为一，云："问孟子言心、性、天，只是一理否？曰：然。自理言之谓之天，自禀受言之谓之性，自存诸人言之谓之心。……圣人与理为一，故无过无不及，中而已矣。"言存天理、灭人欲，云："不是天理，便是私欲。……无人欲即皆天理。……然饿死事极小，失节事极大。"

宋朱晦庵以安天命，革尽人欲，复尽天理立世，云："圣贤千言万语，只是教人明天理，灭人欲。……学者须是革尽人欲，复尽天理，方始是学。"（《朱子语类》）主张万物非一，生有精粗，云："然而二气五行交感互万变，故人物之生有精粗之不同。……自精粗而言，则人得其气之正且通者，物得其气之偏且塞者。"（《朱子语类》）进而言人有等级，禀气不同，天命不同，云："问：子罕言命。若仁义礼智五常皆是天所命。如贵贱死生寿夭之命有不同，如何？曰：都是天所命。禀得精英之气，便为圣，为贤，便是得理之全，得理之正。禀得清明者，便英爽；禀得敦厚者，便温和；禀得清高者，便贵；禀得丰厚者，便富；禀得久长者，便寿；禀得衰颓薄浊者，便为愚不肖，为贫，为贱，为夭。"（《朱子语类》）朱晦庵以为性即理而心非理，性受气所蔽故需穷理以明心。居敬穷理。

宋陆九渊以明心自立立世，认为心即理，云：“人皆有是心，心皆具是理，心即理也。故曰：理义之悦我心，犹刍豢之悦我口。所贵乎学者，为其欲穷此理，尽此心也。”（《陆九渊集与李宰》）仁义礼智，心之固有，发明本心，即可穷理。寡欲明心。

宋陈亮主张以事功实事立世，鄙视宛转于道德性命之空议，云：“自道德性命之说一兴，而寻常烂熟无所能解之人，自托于其间，以端悫静深为体，以徐行缓语为用，务为不可穷测，以盖其所无；一艺一能，皆以为不足自通于圣人之道也。于是天下之士，始丧其所有，而不知适从矣。为士者耻言文章行义，而曰‘尽心知性’，居官者耻言政事书判，而曰‘学道爱人’。相蒙相欺，以尽废天下之‘实’，则亦终于百事不理而已。”故“至于艰难变故之际，书生之智，知议论之当正，而不知事功之为何物；知节义之当守，而不知形势之为何用；宛转于文法之中，而无一人能自拔者。”极倡“夫以天下之大而存乎吾之志，则除天下之患，安天下之民，皆吾之责也，其深谋远虑必使天下定于一而后已，虽未一之，而其志雇岂一日忘之哉？”明确王霸并用、义利双行。

明王阳明以致良知立世，主张为人之道，唯致其良知而已。云：“道即是良知，良知原是完完全全；是的还他是，非的还他非。是非只依著他，更无有不是处。”

（《传习录》）良知者，心之固有，云："是非之心，人皆有之。即所谓良知也。孰无是良知乎，但不能致之耳。"（《传习录与陆原静》）"见父自然知孝，见兄自然知悌，见孺子入井自然知恻隐，此便是良知，不假外求。"（《传习录》）人本固有，何以致之？昏蔽于物欲也，云："（良知）不能不昏蔽于物欲，故须学以去其昏蔽，然于良知之本体，初不能有加损于毫末也。"（《传习录与陆原静》）如何致之？云："戒慎恐惧，是致良知的功夫。"（《传习录）》即克治察省也。王守仁虽亦去人欲存天理，然比朱子偏重的是去私欲，且为人比朱子更直落。

明清王船山以胜天立世，贵人生，云："自然者天地，主持者人。……存人道以配天地，保天心以立人极。……圣人者人之徒，人者生之徒。既以有是人矣，则不得不珍其生。"（《周易·外传》）重践形，云："形之所成斯有性，情之所显唯其形。故曰：形色天性也，唯圣人然后可以践形。"（《周易·外传》）内展形体之机能，外使万物得其所用，以人道之独率天道之机（天道不遗于禽兽，而人道则为人之独。），以人为道，以天为器，主持以用天地，裁制成就万物，云："人道之流行，以官天府地，裁成万物，而不见其迹，故曰天者器人者道。"（《思问录》）天不离人，理不离欲，以人为本，志在胜天，云："圣人之志在胜天。"（《张子正蒙注》）

清颜习斋以践形尽性立世，重习行以尽仁义礼智之性，云：“吾愿求道者尽性而已矣，尽性者实徵之吾身而已矣。”（《存人编》）又云：“圣学践形以尽性。耳聪目明，践耳目之形也。手恭足重，践手足之形也。身修心睿，践身心之形也。践形而仁义礼智之性尽矣。”（《李恕谷先生年谱》）

清戴东原以使民达情遂欲立世，云：“天下之事，使欲之得遂，情之得达，斯已矣。唯人之知，小之能尽美丑之极致，大之能尽是非之极致，然后遂己之欲者，广之能遂人之欲；达己之情者，广之能达人之情。道德之盛，使人之欲无不遂，人之情无不达，斯已矣。”（《孟子字义疏证》）欲乃生养之本，情乃感通之原，云：“生养之道，存乎欲者也；感通之道，存乎情者也。二者自然之符，天下之事举矣。”（《原善》）欲而不私，情而不偏，云：“欲之失为私，私则贪邪随之矣；情之失为偏，偏则乖戾随之矣；知之失为蔽，蔽则差谬随之矣。不私则其欲皆仁也，皆礼义也；不偏则其情必和易而平恕也；不蔽则其知乃所谓聪明圣智也。”（《孟子字义疏证》）有欲有为，方可知理，云：“凡事为皆有于欲，无欲则无为矣；有欲而后有为，有为而归于至当不可易之谓理；无欲无为又焉有理？”（《孟子字义疏证》）终致必然之准则出于自然之欲望，自然之欲望由必然准则之圆满。

以上为以人入世，主个体济世之学。

——处世之当然

庄子以无为处世，无已无物，纵任逍遥，生死一如（不死不生），万物为一，人独与天地精神相往来之至人之境。此无为非老子之无为，老子以无为为有为，乃“明道若昧，进道若退，夷道若纇，上德若谷，大白若辱，广德若不足。”（《道德经·下篇》）庄子为真无为，去名去谋，无事无知，乃“无为名尸，无为谋府，无为事任，无为知主。体尽无穷，而游无朕。尽其所受于天，而无见得。亦虚而已。”（《庄子·应帝王》）庄子亦以忘世而处世，以“隳肢体，黜聪明，离形去知，同于大通。此谓坐忘。”（《庄子·大宗师》）经“乘云气，御飞龙，而游乎四海之外。”（《庄子·逍遥游》）及“予方将与造物者为人，厌则又乘夫莽眇之鸟，以出六极之外，而游无何有之乡，以处圹埌之野。”（《庄子·应帝王》）终致天地并生，万物为一，谓“芴漠无形，变化无常，死与？生与？天地并与？神明往与？芒乎何之？忽乎何适？万物毕罗，莫足以归。古之道术有在于是者，庄周闻其风而悦之。以谬悠之说，荒唐之言，无端崖之辞，时恣纵而不傥，不奇见之也。以天下为沈浊，不可与庄语。以卮言为曼衍，以重言为真，以寓言为广。独与天地精神往来，而不敖倪于万物。不谴是非，以与世俗处。其书虽环玮，而连犿无伤也。其辞虽参差，而諔诡可观。彼其充实，不可以已。上与造物者游，而下与外死生、无终始者为友。其于本也，弘大而辟，深闳而肆；其于宗也，可谓稠适而上遂矣。虽然，其应于化而解于物也，其理不竭，其来不蜕，芒乎昧乎，未之尽者。”（《庄子·天下》）此乃求纵任超然独往来于天地之精神而非逃横迫委缚靡出走于世间之私态。（前或有关尹、列子清虚顺物无我无为《吕氏春秋》之执，中有田骈慎到齐万物、同万物、随万物之秉，惠施物我不分，后有魏晋之何晏王弼阮籍嵇康向秀郭象等物我为一与变一体、顺性自为等之说皆不如庄子之系统，故虽亦言无为而不详列。）后有宋程明道与物同体，天人无间，满腔恻隐，待之以仁，存念无力，明觉自然之人生理想，虽仁心出于儒孟而力行归于道庄之无为，故列于此。

第二卷 性

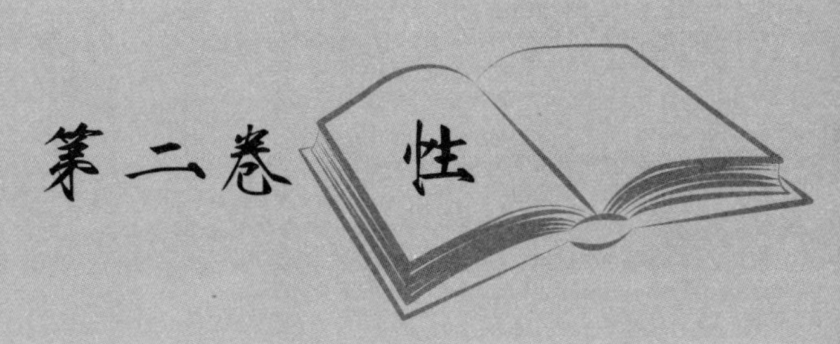

吾人言性，论调繁盛。贡献于世，胜于西学。

孔子之前言性极少，有字载者有《书经·西伯戡黎·召诰》中云：“不虞天性，不迪率典。……节性唯日其迈。”观“虞（审度）”“节”两字可度此“性”为恶；另《诗经·卷阿》中云：“岂弟君子，俾尔弥尔性。”此性犹生命，实属中性（梁启超语）。

春秋孔子讲性，不以善恶，只言天性相近，立世相异，皆系于习。即“性相近也、习相远也。”（《论语·阳货》）战国告子认为性无善恶。首先，告子认为生来的是性，告子说：“生之谓性。”（《孟子·告子》）。如“食色性也。”（《孟子·告子》）性本身无所谓善恶，人之善恶是后来性的改变。为善固须教诲，为恶也待诱导，故不是性。告子云：“性犹湍水也，决诸东方则东流，决诸西方则西流。人性之无分于善与不善也，犹水之无分于东西也。”（《孟子·告子》）

战国孟子以善言性，始有性善恶之争。如孟子言人皆有恻隐、羞恶、辞让、是非之心，乃仁、义、礼、智之端，为人性所固有，非由外铄我，更无待于习。孟子言：“恻隐之心，人皆有之；羞恶之心，人皆有之；恭敬之心，人皆有之；是非之心，人皆有之；恻隐之心，仁也；羞恶之心，义也，恭敬之心，礼也；是非之心，智也。仁义礼智，非由外铄我也，我固有之也。”（《孟子·告子》）

人即有善端，亦应有恶端。孟子言性善，特指人之所以异于禽兽之特殊性征，并非否证性有恶端，如孟子言：“人之所以异于禽兽者几希，庶民去之，君子存之。”(《孟子·离娄》）所以孟子意“人与禽兽相同者，不能称为人之性；所谓人之性，专指人之为人者之特性”故尝说：“由是观之，无恻隐之心，非人也；无羞恶之心，非人也；无辞让之心，非人也；无是非之心，非人也；”（《孟子·公孙丑》）故孟子所谓性，指人之所以为人的特性，非指人生来即有的一切本能。所言性善，亦非指人生来的本能都是善的，是说人之所以为人的特殊要素即人之特性是善的。

战国荀子言性恶。但荀子言性之本义与孟子言性之本义实则两回事。荀子言性之本义，是指人生来就完备、完全无待于人为的，方谓之性。如云：“凡性者，天之就也(《荀子·性恶》)、生之所以然者谓之性(《荀子·正名》)、不事而自然谓之性（《荀子·正名》）。”所以，说孟子“性之端、须扩充之”不应名为性。荀子言性恶“人之性恶，其善者伪也。”（《荀子·性恶》），伪者人为之意。如云：“情然而心为之择谓之虑，心虑而能为之动谓之伪。虑积焉能习焉而后成，谓之伪。(《荀子·正名》）”凡性之所有，都是恶的；善是人为，是后起的。如云：“今当试去君上之势，无礼义之化，去法正之治，无刑罚之禁，倚而观天下民人之相与也：若是则夫强者害弱而夺之，众者暴寡而哗之，天下之悖乱而相亡，不待顷矣。用此观之，然则人之性恶明矣，其善者伪也。”（《荀子·性恶》）是故荀子言君子之与小人，其性一也。为善，是因为积思虑、习伪故。

战国韩非子以为人性自利，乃人之情且出于自然，云：“人无毛羽，不衣则不犯寒；上不属天而下不著地，以肠胃为根本，不食则不能活，是以不免于欲利之心。……故王良爱马，越王勾践爱人，为战与驰。医善吮人之伤，含人之血，非骨肉之亲也，利所加也。故与人成舆，则欲人之富贵；匠人成棺，则欲人之夭死也。非舆人仁而匠人贼也。人不贵，则舆不售；人不死，则棺不卖，情非憎人也，利在之死也。故后妃、夫人、太子之党成而欲君之死也，君不死，则势不重，情非憎君也，利在君之死也。”故趋利避害乃人之情也，云：“安利者就之，危害者趋之，此人之情也。”

战国时道家，也认为性非善非恶，认为性者是自然朴素的，对于仁义、情欲都不承认是性。人性本来圆满，顺应本性，即顺应自然。即反对孟子对性之扩充，又反对荀子对性之改造，也反对告之情欲之本能。追求性命之真，认为无知无识生活便是最好。

汉董仲舒言性无善恶（性可以善而非本善），因性之名质，而质无善恶，云：“今世暗于性，言之者不同，胡不试反性之名？性之名非生与？如其生之自然之资，谓之性。性者，质也。诘性之质于善之名，能中之与？既不能中矣，而尚谓之质善，何哉？性之名不得离质，离质如毛，则非性已，不可不察也。”（《春秋繁露·深察名号》）如“性比于禾，善比于米。米出禾中，而禾未可全为米也。”（《春秋繁露·深察名号》）缘性非本善，故须教化，得以致善，云：“天令之谓命，命非圣人不行；质朴之谓性，性非教化不成；人欲之谓情，情非度制不节。”（《举贤良对策》）

北宋王安石亦讲性无善恶，认为情是可善可恶的。云：“性生乎情，有情然后善恶形焉，而性不可以善恶言也。”（《原性》）

北宋苏轼分别性之所能之与性之所能有，认为性无善恶。云：“夫善恶者，性之所能之，而非性之所能有也，且夫言性者，安以其善恶为哉？”（《扬雄论》）

南宋胡宏也讲性无善恶。不同的是王、苏认为善恶不可以言性，胡氏则认为善恶不足以言性。他认为宇宙之本根谓性，宇宙之本始即人之本始，是至极究竟的。而善恶皆为后起，所以不足以言究竟之性。

明王阳明亦认为性无善恶，性之本体是理之静，故无善恶，性之发用是气之动，乃有善有恶。同时更认为无善无恶便是至善。阳明云：“无善无恶者理之静，有

善有恶者气之动。不动于气，即无善无恶，是谓至善。”（《传习录》）（故阳明主致良知以成圣）

下面为调和性善性恶之说。

战国世硕言性有善有恶。王充《论衡·本性篇》云：“周人世硕，以为人性有善有恶；举人之善性，养而致之则善长，恶性养而致之则恶长。”

汉董仲舒认为性，是生而有之质，自然之资，天之所为，有善要素，也有恶要素。有善的要素，并不等于善。正如董仲舒云:“茧有丝而茧非丝也，卵有雏而卵非雏也。”(《春秋繁露·深察名号》)善恶有待于人为，并非自然，云:“如其生之自然之资，谓之性；性者质也。”“天生民性，有善质，而未能善。”“今万民之性，待外教然后能善；善当与教，不当与性。”（《春秋繁露·深察名号》）另自董仲舒始言性之外又言情(云天地之大经，一阴一阳;人之大经，一情一性。性生于阳，情生于阴。)，认为性善情恶。

汉刘向、扬雄、郑玄亦言性中兼含善恶。

宋王安石言性可善可恶，言“性情一也。七情之未发于外，而存于心者，性也;七情之发于外者，情也。性者，情之本；情者，性之用。情而当于理，则圣贤；不当于理，则小人”。

上述之共同是皆认为人人之性同一无二，本性齐等，并无两样的性。

战国有性善有性不善之论，是谓性有两等，本性歧异。可惜倡导者姓名已失传。

东汉王充讲情性二元，善恶对立，性有（善、中、恶）三品说。王充云：“生而兆见，善恶可察。无分于善恶，可推移者，谓中人也。……夫中人之性，在所习焉，习善而为善，习恶而为恶也。至于极善极恶，非复在习。”（《论衡·本性篇》）

唐韩愈言性情皆有三品，云“性也者，与生俱生者也；情也者，接于物而生也。性之品有三（善中恶），而其所以为性者五（仁礼信义智）。情之品有三（上中下），而其所以为情者七（喜怒哀惧爱恶欲）”。

唐李翱主张性善情恶，故言去情复性，云：“人之所以为圣人者，性也。人之所以为惑其性者，情也。喜怒哀乐爱恶欲七者，皆情之所为也。情既昏，性斯匿矣，非性之过也。七者循环而交来，故性不能充也……性之动静弗息，则不能复其性。”（《复性书》）

北宋时，关于人性，有性两元论之新说。

周濂溪主张人性二元，有善有恶，云：“诚无为，几善恶。”（《通书·诚几德》）

张横渠，以为人性有二：有天地之性，即宇宙全体之本性，是总一的，是一切所共有的，非形而后始有，是纯善的；气质之性，是形而后方有，是分殊的，有善有不善。人禀宇宙全体之性以为其本然之性，更因其特殊形体而有气质之性。张载宇宙论，认为一切皆成于气。天地之性是气所固有之本性，气质之性则是气聚成特殊形体而后有之性，一是气之本然的总一的性，一是气之后起的分殊的性，实都是气的性。

张横渠言性两元论，有天理之性，为善；有气质之性，为恶，皆本根于气。

程明道和程伊川亦言性两元论，则是理与气的不同（天命之性是理，气质之性是气），即虽同讲性两元论，其原由不同。程明道言“人生气禀，理有善恶，然不是性中元有此；两物相对而生，有自幼而善，有自幼而恶，是气禀有然也。善，固性也；然恶亦不可不谓之性也。”程伊川言“性无不善，而有不善者才也。”伊川之性实际为超绝之物，即所谓的理（在性之上），理是善的；伊川之才实际上是孟荀之所谓的性也，气质之性有善有不善，故伊川云：“使其能学，以胜其气，复其性。”（故二程主涵养主静以复性）

朱晦庵是性两元论之大成者。朱子的宇宙论，认为世界为理与气所成，所以其人性论，也以理与气来说，即有天地之性，有气质之性。朱子云：“人之所以生，理与气合而已。……论天地之性，则专指理言；论气质之性，则理与气杂而言之。”（《朱子语类》）理是纯善的，气则清浊不齐，故气质之性有善有恶。云：“性命，形而上者也；气则形而下者也。形而上者，一理浑然，无有不善；形而下者，则纷纭杂揉，善恶有所分矣。”（《明道论性说》）天地之性为善，而气质之性为恶，故主张变化气质以复性（李翱主张去情欲以复性）（故朱子主格物致知以变化气质）

自北宋至清初，大多数哲学家都主张性两元。而陆派学者（陆象山不太讲性），尤阳明之说，则主张性一元，无须分别天命与气质，且无善恶，言“无善无恶性之体，有善有恶意之动”，其用功之法即“知善知恶是良知，为善去恶是格物”。

宋人濂溪、横渠、二程、晦庵，皆分天命（理）与气质，并皆言形而上之天命或理为善，而形而下言气质之性时，濂溪与二程以为有善有恶、晦庵与横渠以为恶。

明清王船山有一独创学说，即性日生论。认为性不是一成不变的，性是日新的，日日在生成之中。王船山云：“夫性者生理也，日生则日成也；……故天日命于人，而人日受命于天。故曰性者生也，日生而日成之也。”（《尚书引义》）生来即有的固是性，后来养成的亦是性，且常在创新之中。

清颜习斋反宋儒之义理与气质之分说，倡导应恢复到孟子之性说，主性乃气质之性也，如云：“譬之目矣……光明之理固是天命，眶疱睛皆是天命。更不必分何者是天命之性，何者是气质之性。”

清戴东原集性一元论之大成，亦攻击宋儒之理欲二元说，亦护孟子之性善说。认为性乃万物分于天道而成，万物因性而别，人道源于性，性源于天道，性即是血气心知（实为气质之性而无所谓天地之性），源分天道，性善。戴东原云：“人之血气心知，本乎阴阳五行者，性也。……阴阳五行，道之实体也；血气心知，性之实体也。”（《孟子字义疏证》）因性中之心知自然能辩理义，故言性善。有欲、有情、有智乃血气心知之自然，故不能率性而为，除了生而知圣（圣者尽乎人理而已）以外，惟以“修道”以去欲之私、情之偏、智之蔽。

吾以为性者乃物之质地功能也，质者为体，能者为功。体之为外、为实、为场；功之为内，为虚，为法。能成其质，质易其能；能动其质，质进其能。性者于人皆有可善可恶之质能也（性因可善可恶故即无善无恶）；然于具人者，善恶则因人而生、因时而择、因势而成。人之善恶因质地可遗传，然又因功能而成之非必，故家性不可弃、时势不可罔，应学教开明于内，法度力禁于外也。

第三卷 命

“命”为吾先哲所论重要之名，其义影响吾人诸多理念，其实亦影响吾人诸多行迹，特观于此。另吾人云“命”又多与“天”联系，大多为古文“互文”之修辞方法，其实一义也。《尚书》《诗经》以“命”为意志（命令），《尚书》云：“有夏多罪，天命殛之。《诗经》“天命玄鸟，降而生商。”老子以“命”为事物本性本然，云：“致虚极，守静笃；万物并作，吾以观复。夫物芸芸，各复归其根。归根曰静，静曰复命。”对待“命”的态度为知明，云：“复命曰常，知常曰明。不知常，妄作凶。知常容，容乃公，公乃全，全乃天，天乃道，道乃久，没身不殆。”孔子以命为客观条件（限制）和客观存在，曰：“不知命，无以为君子也。”又以天命为自然（人生）规律，人要尊重自然（人生）规律，云：“君子有三畏：畏天命，畏大人，畏圣人之言。小人不知天命而不畏也，狎大人，侮圣人之言。……商闻之矣：死生有命，富贵在天。”对待命的态度是知天“命”而尽人事，云“不怨天，不尤人，下学（仁）而上达（道），知我者，其天乎。……吾十有五而志于学，三十而立，四十而不惑，五十而知天命，六十而耳顺，七十而从心所欲，不逾矩。”孔子尽人事是以天下为己任，富有强烈之使命感和责任感，实以“知其不可而为之”之立命之态度以达“不怨天，不尤人……发愤忘食，乐以忘忧，不知老之将至云尔”

之安命之果。墨子因为讲鬼神所以否定“命”，云：“非命”；墨子及墨家因言非命所以勤人力，云：“执有命者之言曰：‘命富则富，命贫则贫；命众则众，命寡则寡；命治则治，命乱则乱；命寿则寿，命夭则夭；’……然则何以知命之为暴人之道？昔上世之穷民。贪于饮食，惰于从事，是以衣食之财不足，而饥寒冻馁之忧至；不知曰我罢不肖，从事不疾，必曰我命固且贫。……昔桀之所乱，汤治之；纣之所乱，武王治之。当此之时，世不渝而民不易，上变政而民改俗。存乎桀、纣而天下乱，存乎汤武而天下治。天下之治也，汤、武之力也；天下之乱也，桀、纣之罪也。若以此观之，夫安危治乱，存乎上之为政也，则夫岂可谓有命哉？故昔者禹、汤、文、武，方为政乎天下之时，曰：‘必使饥者得食，寒者得衣，劳者得息，乱者得治。’遂得光誉令问于天下。夫岂可以为命哉！故以为其力也。今贤良之人，尊贤而好功道术，故上得其王公大人之赏，下得其万民之誉，遂得光誉令问于天下。亦岂以为其命哉？又以为力也。……名不可简而成也，誉不可巧而立也，君子以身戴行者也。”庄子以“命”为规律，承认天命不可违，不可避，云：“死生、存亡、穷达、贫富、贤与不肖、毁誉、饥渴、寒暑，是事之变、命之行也。……受命于地，唯松柏独也正，在冬夏青青；受命于天，唯尧舜独也正，在万物之首。……游于羿之彀中，中央者，中地也，然而不中者，命也。……父母于子，东西南北，唯命之从。阴阳于人，不翅于父母；彼近吾死而我不听，我则悍矣，彼何罪焉！夫大块载我以形，劳我以生，佚我以老，息我以死。故善吾生者，乃所以善吾死也。今之大冶铸金，金踊跃曰‘我且必为镆铘’，大冶必以为不祥之金。今一犯人之形，而曰‘人耳人耳’，夫造化者必以为不祥之人。今一以天地为大炉，以造化为大冶，恶乎往而不可哉！”成然寐，蘧然觉。”对待“命”的态度为知天“命”而安处顺，云“且夫得者，时也，失者，顺也；安时而处顺，哀乐不能入也。……知其不可奈何而安之若命，德之至也。……知不可奈何而安之若命，唯有德者能之。……天下有大戒二，其一命也，其一义也。子之爱亲，命也，不可解于心；臣之事君，义也，无适而非君也，无所逃于天地之间。……不就利，不违害，不喜求，不缘道……不乐寿，不哀夭，不荣通，不丑穷。”孟子以“命”为客观必然（规律），云：“莫之为而为者，天也；莫之致而至者，命也。”对待“命”的态度为顺正命，云：“莫非命也，顺受其正；是故知命者不立乎岩墙之下。尽其道而死者，正命也；桎梏死者，非正命也。”荀子以“命”为自然（人事）规律，云：“天有其时，地有其才，人有其治，夫是之谓能参。舍其所以，参而愿其所参，则惑矣。”对待“命”的态度为“制天命”，云："从天而颂之，孰与制天命而用之？望时而待之，孰下应时而使之？"汉王充以命为命运，受之于气，云："俱禀元气，或独为人，或为禽兽；并为人，或贵或贱，或贫或富；富或累金，贫或乞食；贵至封侯，贱至奴仆。非天禀施有左右也，人物受性在厚薄也。……凡人受命，在父母施气之时，已得吉凶矣。"生命受之气，禄命受之于"星"之气，云："至于富贵所禀，犹性所禀之气，得众星之精。众星在天，天有其象。得富贵象则富贵，得贫贱象则贫贱，故曰"在天"。在天如何？天有百官，有众星。天施气而众星布精，天所施气，众星之气在其中矣。人禀气而生，含气而长，得贵则贵，得贱则贱；贵或秩有高下，富或资有多少，皆星位尊卑小大之所授也。故天有百官，天有众星，地有万民，五帝、三王之精。"人之德亦由气受，云："至德纯渥之人，禀天气多，故能则天，自然无为。禀气薄少，不遵道德，不似天地，故曰不肖。"王充持命定论，以为命虽气受，然人之吉凶偶遇，皆由命定，云："命，吉凶之主也，自然之道，适偶之数，非有他气旁物厌胜感动，使之然也。"命定偶遇，云："凡人遇偶及遭累害，皆由命也。有死生寿夭之命，亦有贵贱贫富之命。自王公逮庶人，圣贤及下愚，凡有首目之类，含血之属，莫不有命。命当贫贱，虽富贵之，犹涉祸患矣。命当富贵，虽贫贱之，犹逢福善矣。

故命贵从贱地自达，命贱从富位自危。故夫富贵若有神助，贫贱若有鬼祸。命贵之人，俱学独达，并仕独迁；命富之人，俱求独得，并为独成。贫贱反此，难达，难迁，难得，难成；获过受罪，疾病亡遗，失其富贵，贫贱矣。是故才高行厚，未必保其必富贵；智寡德薄，未可信其必贫贱。或时才高行厚，命恶，废而不进；知寡德薄，命善，兴而超逾。故夫临事知愚，操行清浊，性与才也；仕宦贵贱，治产贫富，命与时也。命则不可勉，时则不可力，知者归之於天，故坦荡恬忽。虽其贫贱。……贤不贤，才也；遇不遇，时也。才高行洁，不可保以必尊贵；能薄操浊，不可保以必卑贱。或高才洁行，不遇退在下流；薄能浊操，遇，在众上。世各自有以取士，士亦各自得以进。进在遇，退在不遇。处尊居显，未必贤，遇也；位卑在下，未必愚，不遇也。故遇，或抱洿行，尊於桀之朝；不遇，或持洁节，卑於尧之廷。”命决幸偶，云：“凡人操行，有贤有愚，及遭祸福，有幸有不幸；举事有是有非，及触赏罚，有偶有不偶。并时遭兵，隐者不中。同日被霜，蔽者不伤。中伤未必恶，隐蔽未必善。隐蔽幸，中伤不幸。俱欲纳忠，或赏或罚；并欲有益，或信或疑。赏而信者未必真，罚而疑者未必伪。赏信者偶，罚疑不偶也。”王充之命说为其重要思想体系，故略繁于此，综曰：“说命有三，一曰正命，二曰随命，三曰遭命。

正命，谓本禀之自得吉也。性然骨善，故不假操行以求福而吉自至，故曰正命。随命者，戳力操行而吉福至，纵情施欲而凶祸到，故曰随命。遭命者，行善得恶，非所冀望，逢遭於外而得凶祸，故曰遭命。……亦有三性：有正，有随，有遭。正者，禀五常之性也；随者，随父母之性；遭者，遭得恶物象之故也。……人有命，有禄，有遭遇，有幸偶。……故夫遭遇幸偶，或与命禄并，或与命离。遭遇幸偶，遂以成完；遭遇不幸偶，遂以败伤，是与命并者也。中不遂成，善转为恶，是与命禄离者也。故人之在世，有吉凶之命，有盛衰之，重以遭遇幸偶之逢，获从生死而卒其善恶之行，得其胸中之志，希矣。”宋二程避天命，只管尽人事，直到不得已处方归于命。朱晦庵禀命于气，生来已定。明清王船山以为圣人可造天下之命，然个人唯有受之。颜习斋造命回天，云：“圣人以一心一身为天地之枢纽，化其戾，生其和，所谓造命回天者也。其次知命乐天，其次安命顺天，其次奉命畏天。造命回天者，主宰气运者也；知命乐天者，与天为友者也；安命顺天者，以天为宅者也；奉命畏天者，懔天为君者也。然奉而畏之，斯可以安而顺之矣；安而顺之，斯可以知而乐之矣；知而乐之，斯可以造而回之矣。若夫昧天、逆天，其天之贼乎！”戴东原以材尽命，云：“……君子不借口于性以逞其欲，不借口于命之限而不尽其材。”李穆堂言安身立命为“是故有定之命，则居易以俟之，所以息怨尤；无定之命，则修身以立之，所以扶人极也。”

附：哲体概览

六艺、六经等存善或散轶之学
（学问之内终来源于实践）

道学	世学	禅学
志天之道（外观）	志世之道（兼修）	志心之道（内觉）
中正之性（刚柔并济）	刚之性（显明外达）	柔之性（随物内澄）
圆融之情（动静通达）	动之情（反心应物）	静之情（反物应心）
合一之行（物道合一）	致用之行（功利万物）	观照之行（明心见性）
代表：老子之道家	代表：孔子儒家墨子墨家韩非子法家等	代表：禅宗各派

后记——学科分类

吾以为一切之一切，所有之所有，皆处“境化”之中，境者宇宙混沌大一之域也，化者境之无息运化之态也。“境化”之中，无非物（事）道！且为物（事）道合一、物载道生也。物（事）者客观之存在也，道者物（事）生长遂成之力也。人幸处其中，以为角度，明物进道本为其天职！实不可辜负！万不可暗昧！切不可违伪！

物之所以明，文化者也；道之所以进，力践也。文化者，物道之学也，文之于物而化之于道。文析于言教，化体于果报；文在于学思，化在于进阶；文在于内运，化在于外行。天地万物，无无物之道，亦无无道之物。一切“文”终指向于“道”，一切“化”皆体现于“物”。而所谓哲学者，谓志道之学也。依此角度，可以广义的说一切为“文”者，皆可谓哲学，一切为“文”者，皆有哲学之基因。从狭义角度看，文化之分，可分为一曰哲学（包含“真正”的宗教），二曰科学，三曰社会学，四曰思维学，无他。哲学者，直接志道之学也（应以语言学和认识论为基）；科学者，以物志道之学也（应以数学为基）；社会学者，以事志道之学也（应以心理学为基）；思维学者，思维运转之法学也（应以逻辑学为基）。

文化之分喻于人体者，哲学可比心灵，思维学可比头脑，社会学可比耳目，科学可比手足，而道即为人体生长运化之力也。然文化之分，在于分而不割，合而不混；体而有名，名之在用；间而有融，融之为鉴；勿偏执而机械、勿说一而不二、勿是此而非彼。

参考书目

1.《诗经》刘毓庆、李蹊译注，中华书局。

2.《周易》杨天才译注，中华书局。

3.《老子道德经注》【魏】王弼注、楼宇烈校译。

4.《尚书》慕平译注，中华书局。

5.《黄帝内经集注》【清】张志聪集注，中医古籍出版社。

6.《周易注校释》【魏】王弼撰，楼宇烈校释。

7.《周易今注今译》陈鼓应、赵建伟注译，商务印书馆。

8.《十一家注孙子》杨丙安校理，中华书局。

9.《坛经校释》慧能著、郭朋校释，中华书局。

10.《伊川击壤集》郭彧整理，中华书局。

11.《庄子今注今译》陈鼓应注译，商务印书馆。

12.《大学中庸》王国轩译注，中华书局。

13.《礼记孝经》胡平生、陈美兰译注，中华书局。

14.《老子今注今译》陈鼓应注译，商务印书馆。

15.《易传与道家思想》陈鼓应著，商务印书馆。

16.《近思录》【宋朱熹吕祖谦】著程水龙整理，上海古籍出版社。

17.《韩非子集解》【清】王先慎撰，中华书局。

18.《韩非子》高岳平、王齐渊、张三夕译注，中华书局。

19.《孟子》万丽华、蓝旭译注，中华书局。

20.《荀子集解》【清】王先谦撰，沈啸寰、王星贤整理，中华书局。

21.《荀子》安小兰译注，中华书局。

22.《列子集释》杨伯峻撰，中华书局。

23.《贞观政要》骈宇骞译注，中华书局。

24.《孟子译注》杨伯峻译注，中华书局。

25.《四书章句集注》【宋】朱熹撰，中华书局。

26.《理学纲要》吕思勉著，商务印书馆。

27.《管子全译》谢浩范、朱迎平译注，贵州人民出版社。

28.《墨子》李小龙译注，中华书局。

29.《经学通论》【清】皮锡瑞著，吴仰湘点校，中华书局。

30.《图解·周易大全》贺华章著，现代出版社。

31.《戴东原的哲学》胡适著，岳麓书社。

32.《中国哲学大辞典》张岱年主编，上海辞书出版社。

33.《胡适的北大哲学课》胡适著，新世界出版社。

34.《禅宗概要》方立天著，中华书局。

35.《中国佛教史》黄忏华著，东方出版社。

36.《中国佛教史》蒋维乔著，中华书局。

37.《中国佛教哲学要义》方立天著，中国人民大学出版社。

38.《禅海蠡测》南怀瑾著述，复旦大学出版社。

39.《论语今读》李泽厚，生活·读书·新知三联书店。

40.《黄宗羲政治哲学思想研究》张永忠注，人民出版社。

41.《人的宗教》【美】休斯顿·史密斯著，梁恒豪译，海南出版社。

42.《佛学入门》圣严法师著，陕西师范大学出版社。

43.《国学概论》钱穆著，商务印书馆。

44.《诸子概论》陈柱著、畢明良校注，华东师范大学出版社。

45.《国学概论 国故论衡》章太炎著，中华书局。

46.《中国哲学史大纲》胡适著，中华书局。

47.《中国哲学史》冯友兰著，重庆出版社。

48.《中国哲学大纲：中国哲学问题史》张岱年著，昆仑出版社。

49.《中国古代哲学》方立天著，中国人民出版社。

50.《中国哲学史》任继愈著，人民出版社。

51.《国学概论讲话》谭正璧著，当代中国出版社。

52.《中国哲学小史》冯友兰著，当代中国出版社。

53.《西方哲学十二讲》张志平著，重庆出版社。

54.《中国哲学十二讲》陈卫平、郭美华著，重庆出版社。

55.《传习录》【明】王阳明著，叶圣陶点校，北京时代华文书局。

56.《中国古代史》夏曾佑著，中华书局。

57.《中国史纲》张荫麟著，中华书局。

58.《道教史》许地山著，中华书局。

59.《全球通史从史前史到21世纪》【美】斯塔夫里阿诺斯著，吴象婴、梁赤民、董书慧、王昶译，吴象婴审校，北京大学出版社。

60.《人类简史从动物到上帝》【以色列】尤瓦尔·赫拉利著，林俊宏译，中信出版社。

61.《诠释与重建王船山的哲学精神》陈来著，生活·读书·新知三联书店。

62.《希腊哲学简史》【英】约翰·马歇尔著，陆炎译，世界图书出版公司。

63.《吕氏春秋》陆玖译注，中华书局。

64.《慎子集释集解》许富宏撰，中华书局。

65.《孔子·孟子·荀子先秦儒学讲稿》陈来著，生活·读书·新知 三联书店。

66.《论衡集注》【汉】王充著，张宗祥校注，郑绍昌标点，上海古籍出版社。

67.《论语集释》程树德撰，程俊英、蒋见元点校，中华书局。

68.《儒家哲学》梁启超著，中华书局。

69.《孔学古微》徐梵澄著，李文彬译，孙波校，华东师范大学出版社。

70.《孔丘年谱长编》何新著，同心出版社。

71.《西方哲学史》【美】撒穆尔·伊诺克·斯通普夫、詹姆斯·菲泽著，匡宏、邓晓芒、丁三东、张传有、张离海、郝长墀 、张建华、何卫平译，世界图书出版公司。

72.《世界哲学史》【德】汉斯·约阿西姆·施杜里希著，吕叔君译，山东书报出版社。

73.《西方哲学简史》【英】伯特兰·罗素著，陕西师范大学出版社。

74.《李敖精编 周子通书 张载集 二程集》李敖，天津古籍出版社。

75.《正蒙诠释》周赟著，知识产权出版社。

76.《春秋繁露新注》【汉】董仲舒著，曾振宇、傅永聚注，商务印书馆。

77.《淮南子》陈广忠译注，中华书局。

在此一并向立道之圣贤、传道之哲师致敬！

·安博士安全生产宣传教育卡通画丛书·

职业病危害预防

（第二版）

安博士安全生产宣传教育卡通画丛书编写组

编写人员　杨　勇　秦荣中　刘松涛　任彦斌
　　　　　佟瑞鹏　孙　超　曹炳文　刘梅华
　　　　　周志杰　徐孟环　高运增　杨晗玉
　　　　　王大杰　王一波　翁兰香

本书主编　刘梅华

中国劳动社会保障出版社

图书在版编目(CIP)数据

职业病危害预防/安博士安全生产宣传教育卡通画丛书编写组编. —2 版. —北京：中国劳动社会保障出版社，2016

（安博士安全生产宣传教育卡通画丛书）

ISBN 978 - 7 - 5167 - 2388 - 3

Ⅰ. ①职… Ⅱ. ①安… Ⅲ. ①职业病-预防（卫生）-通俗读物 Ⅳ. ①R135 - 49

中国版本图书馆 CIP 数据核字(2016)第 040481 号

中国劳动社会保障出版社出版发行

（北京市惠新东街 1 号 邮政编码：100029）

*

三河市华骏印务包装有限公司印刷装订 新华书店经销

850 毫米×1168 毫米 32 开本 3.375 印张 98 千字

2016 年 3 月第 2 版 2019 年 7 月第 6 次印刷

定价：15.00 元

读者服务部电话：(010)64929211/84209101/64921644

营销中心电话：(010)64962347

出版社网址：http://www.class.com.cn

内容提要

本书旨在对企业从业人员进行职业病防治相关知识的普及性教育，使他们能够认识到在从事生产劳动过程中可能会遇到的职业危害因素和掌握最基本的职业病防治与急救知识，主要内容有：职业病预防相关基础知识、我国的职业病预防工作方针、职业病危害因素和职业病范围、职业病预防中的劳动防护用品的使用与管理、从业人员依法享有的职业病防治权利和职业病防治义务。

本书为“安博士安全生产宣传教育卡通画丛书”（第二版）之一，书中每页文字都配以直观的卡通画，内容既严谨又活泼，知识性和趣味性兼容，可作为企业各类人员进行安全生产和职业病防治宣传与教育使用，也适合用于职业病预防知识的普及使用。

再版前言

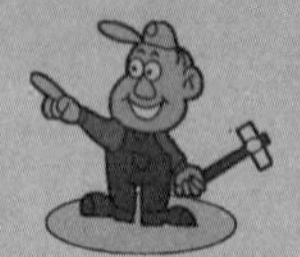

加强安全生产和劳动保护工作，预防各类伤亡事故与职业病的发生，使从业人员的劳动权益与工伤保险得到保障，普及安全生产事故的应急救援与现场急救知识，是我国党和政府一贯坚持的思想，是社会文明和和谐发展的重要标志，是经济和社会发展的重要内容，是实践国家安全生产方针的具体体现。同时，安全生产事故防治，也是所有生产经营单位与广大从业人员的共同责任，事关我国经济健康发展和社会长治久安的大局。我国的安全生产、劳动保护法规明确规定，生产经营单位必须对从业人员进行安全生产法律、法规和安全生产知识的宣传与教育，职工必须由厂、车间、班组进行“三级安全教育”，使其了解工厂、车间及本岗位的安全生产、劳动保护规章制度与要求，以及必须掌握的安全生产、职业病预防和事故应急救护与自救知识，以减少各种伤亡事故与职业病的发生。

为此，2012 年，中国劳动社会保障出版社组织了有关安全生产专家学者、科研人员和企业管理人员，编写出版了“安博士安全生产宣传教育卡通画丛书”，本丛书共有 4 册，分别是：《安全生产事故预防》《职业病危害预防》《安全生产事故应急与急救》《工伤保险与劳动权益》。本套丛书版式新颖，内容生动活泼，以简洁、通俗易懂的语言，讲授重要而全面的知识，配以通俗幽默的卡通画，增加了可读性的同时，更能使读者对所授知识加强深刻的印象。本套丛书的 4 个书种，从安全生产事故和职业病伤害预防到事故的应急与急救，加上工伤保险知识和

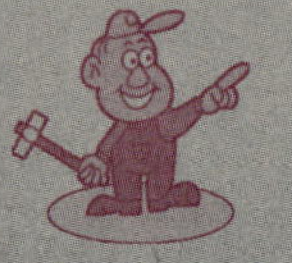

再版前言

劳动权益的了解，贯穿了生产过程中必须关注的安全生产主要内容，非常适合生产经营单位在贯彻落实《安全生产法》《职业病防治法》等法律、法规的过程中，对从业人员进行安全生产、劳动保护宣传教育时使用，同时也是广大生产一线的从业人员和走入工作岗位的青年职工学习如何保护自身安全与健康及相关合法权益与义务的优秀普及性读物。随着近年安全生产科技与理论的发展，特别是国家安全生产相关法律、法规和技术标准的更新完善，本着实用、革新的精神，现对本套丛书进行了再版。

本套丛书在编写过程中，参阅并部分引用了相关的资料与著作，在此对有关著作者和专家表示感谢。由于种种原因可能会导致图书存在不当之处或错误，请广大读者不吝赐教，以便及时纠正。

丛书编写组

2016 年 1 月

目 录

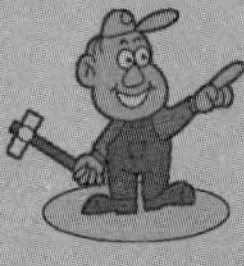

目　录

第一部分
了解职业病相关知识是职业病预防的基础

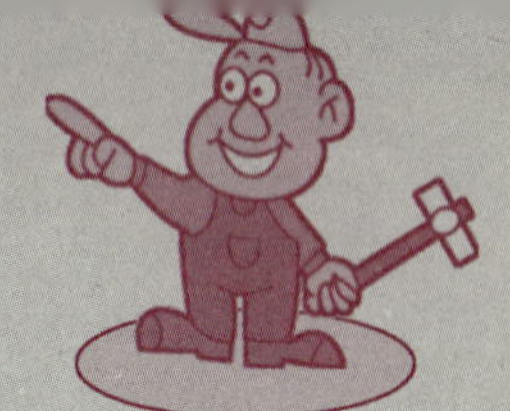

1. 什么是职业病

职业病是一种古老的疾病。埃及的木乃伊中就发现有矽肺，应该是古代石工为法老修建金字塔在作业时患上的。公元1700年，意大利人拉马奇尼在出版的《手工劳动者疾病》一书中，描述了50多种职业病，包括矿工、陶工、制玻璃工、油漆工、磨面粉工、石工等的疾病和金属中毒，他本人因此也被誉为“欧洲职业医学之父”。

我国在历史上很早就有了开矿和金属冶炼生产作业，对于由这些方面引起的职业病，我们的祖先也有记载：早在汉代，王充（公元27—约97年）在其所著的《论衡》中，就提到冶炼生产作业可发生灼伤、火烟侵害眼鼻等；唐代王焘（约公元670—755年）在公元752年所著的《外台秘要》中，提到可将动物置于有毒气体场所，“若有毒其物即死”；明代宋应星在其所著的《天工开物》中，不仅提到煤矿井下可采用大竹筒凿去中节来排除有害气体的简易通风法，而且提到烧含砷矿石的工人必须站在上风向操作并保持一定距离，否则会引起中毒。

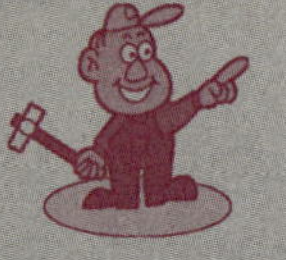

了解职业病相关知识是职业病预防的基础

随着工业革命的推动，人类生产进入大工业时代。随着工业生产的发展，大规模的采矿和冶炼以及制造业蓬勃兴起，伴随这些的是各种职业伤害和职业疾患的增多，无论从种类上还是数量上都达到了前所未有的规模。到了以核能和电子计算机技术的发明和使用为主要标志的第三次工业革命，也就是近现代，职业危害因素和其导致的职业病也以同样的速度跟进，许多以前从未出现的职业病困扰着各行各业的从业人员和整个社会。

可以说，随着劳动方式的变化，新的职业卫生问题随之出现。当今，人类在工业生产和科学技术上取得了难以估量的伟大成就，航天、材料、遗传和信息技术日新月异，突飞猛进，职业卫生科学技术也进入了最辉煌的时代。人类在关注生活环境改善的同时，也在与威胁自身安全健康的职业危害进行不懈的斗争。

随着人类工业文明的进步，职业卫生问题也日益引起人们的重视！

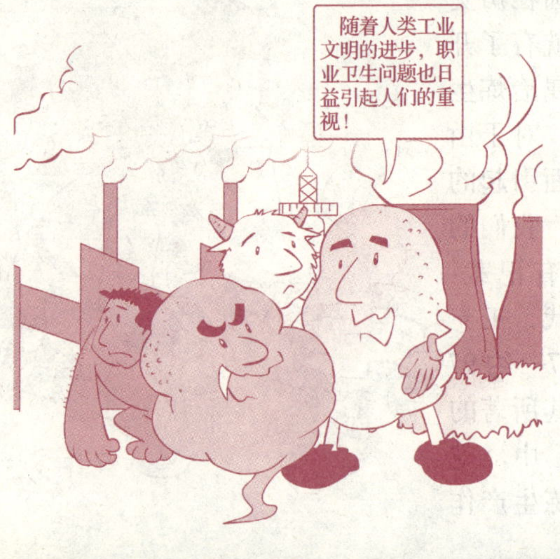

了解职业病相关知识是职业病预防的基础

你完全符合《职业病防治法》对职业病的定义，快去抓紧治疗吧！
《中华人民共和国职业病防治法》

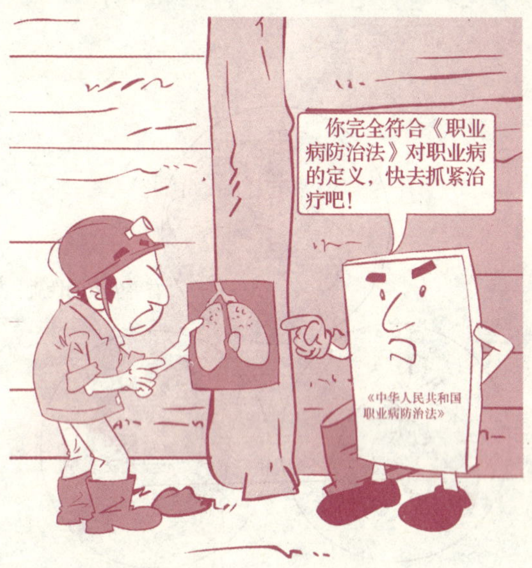

当职业危害因素作用于人体的强度与时间超过一定的限度时，人体不能代偿其所造成的功能性或器质性病理的改变，从而出现相应的临床症状，影响劳动能力，这类疾病统称为职业病。一般被认定为职业病应具备下列三个条件：该疾病应与工作场所的职业性有害因素密切有关；所接触的有害因素的剂量（浓度或强度）足可导致疾病的发生；必须区别职业性与非职业性病因所起的作用，而前者的可能性必须大于后者。

《中华人民共和国职业病防治法》（以下简称《职业病防治法》）将职业病定义为：企业、事业单位和个体经济组织等用人单位的劳动者在职业活动中，因接触粉尘、放射性物质和其他有毒、有害因素而引起的疾病。

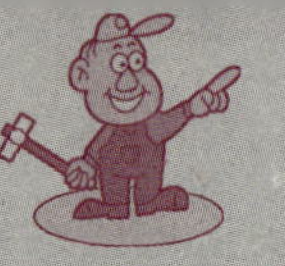

了解职业病相关知识是职业病预防的基础

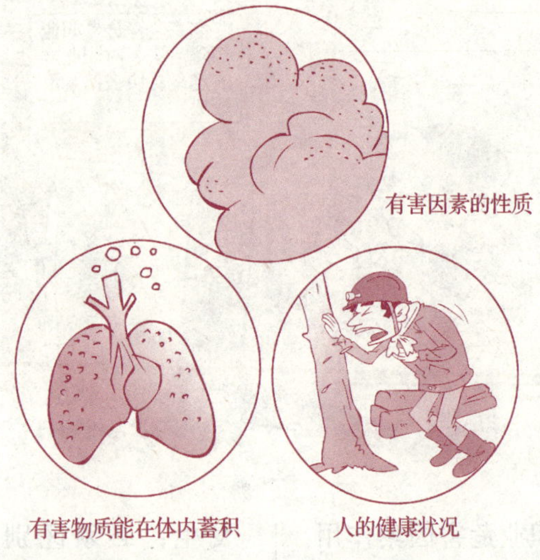

医学上所称的职业病泛指由职业危害因素所引起的特定疾病，而在法律意义上，职业病却具有一定的范围，即凡由国家政府主管部门明文规定的职业病，统称为法定职业病。法定职业病的认定取决于三个主要条件：有害因素的性质、有害物质能在体内蓄积以及人的健康状况。

“职业健康”，在我国历来被称为“劳动卫生”“职业卫生”等，2001年12月，原国家经贸委、国家安全生产监督管理局在修订《职业安全健康管理体系试行标准》时，首次将“职业卫生”一词修订为“职业健康”。目前在我国，“劳动卫生”“职业卫生”“职业健康”等叫法并存，其内涵是相同的。

2. 职业危害因素的种类和来源

职业危害因素是指与生产有关的劳动条件，包括生产过程、劳动过程和生产环境，对劳动者健康和劳动能力产生有害作用的职业因素。职业危害因素按其性质可以分为以下几种。

（1）物理性危害因素：异常气候条件，包括高温、高湿、低温、高气压、低气压等；电磁辐射，如红外线、紫外线、激光、微波、高频电磁场等；电离辐射，如X射线、γ射线；噪声和振动。

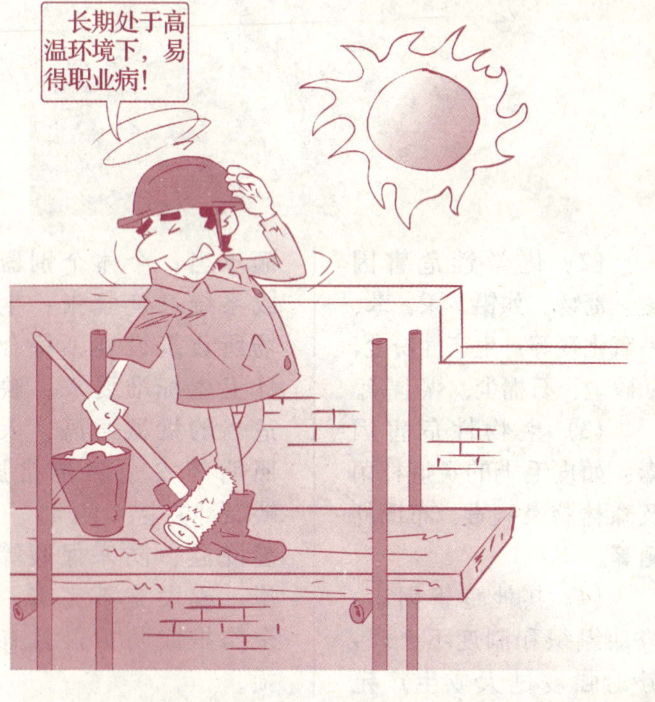

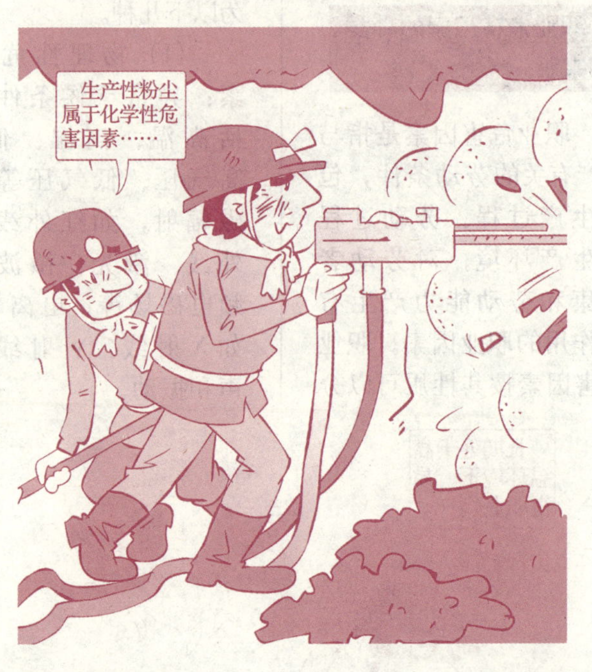

（2）化学性危害因素：毒物，如铅、汞、苯、一氧化碳等；生产性粉尘，如矽尘、石棉尘、煤尘等。

（3）生物性危害因素：如皮毛上的炭疽杆菌及森林脑炎病毒、布氏杆菌等。

（4）其他危害因素：劳动组织和制度不合理；劳动强度过大或生产定额不当；个体个别器官或系统过度紧张；生产场所建筑设施不符合设计卫生标准要求；缺乏适当的机械通风、人工照明等安全防范措施；缺乏防尘、防毒、防暑降温、防寒保暖等设施，或设施不完善；安全防护或防护器具有缺损。

了解职业病相关知识是职业病预防的基础

职业危害因素按照其分布，主要包括以下几方面。

（1）生产工艺过程。生产工艺过程中的职业危害因素随着生产技术、机器设备、使用材料和工艺流程的变化而变化，和与生产工艺过程相关的原材料、工业毒物、粉尘、噪声、振动、高温、辐射及传染性病源等因素有关。

（2）劳动过程。劳动过程中的职业危害因素主要与生产工艺的劳动组织情况、生产设备布局、生产制度、作业人员体位和方式以及智能化的程度有关。

（3）作业环境。作业环境中的职业危害因素主要是作业场所的环境，如室外不良气象条件，室内由于厂房狭小、车间位置不合理、照明不良与通风不畅等因素的影响，都会对作业人员产生不良影响。

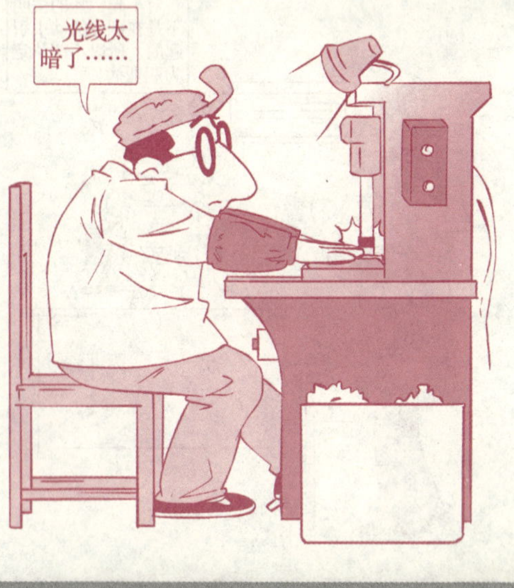

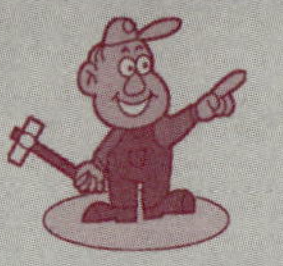

3. 我国的法定职业病

随着经济发展和科技进步，各种新材料、新工艺、新技术不断出现，产生的职业危害因素种类也越来越多，导致职业病的范围越来越广，一些以前没有过的职业病不断出现。考虑社会经济发展状况，我国对法定职业病的范围不断进行修订，从 1957 年规定的 14 种法定职业病，直到 2013 年 12 月 23 日，国家卫生计生委、人力资源和社会保障部、国家安全监管总局、全国总工会 4 部门联合印发《职业病分类和目录》的 10 大类 132 种法定职业病。

判定某种疾病是否属于职业病，主要是查询其是否属于国家以法律、法规形式规定的职业病范围，同时还要考虑是不是由职业活动引起的。只有这样，才能被确诊并认定为职业病，享受政府规定的劳动保护待遇。

对不起，您的失明不是在职业活动中引起的，所以不能认定为职业病！

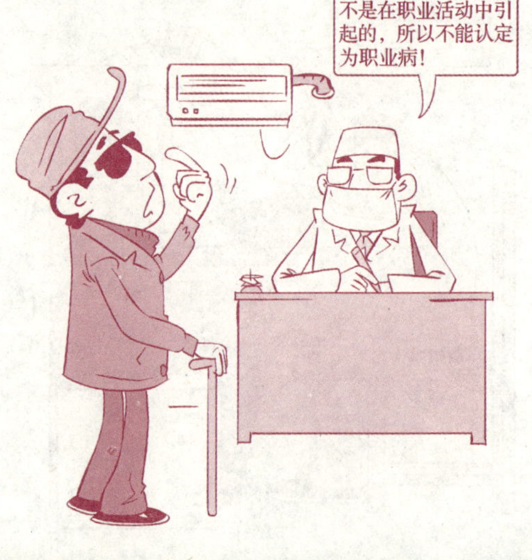

了解职业病相关知识是职业病预防的基础

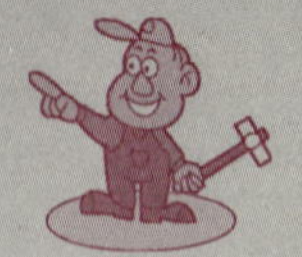

根据《职业病分类和目录》（国卫疾控发〔2013〕48号），法定职业病具体内容如下。

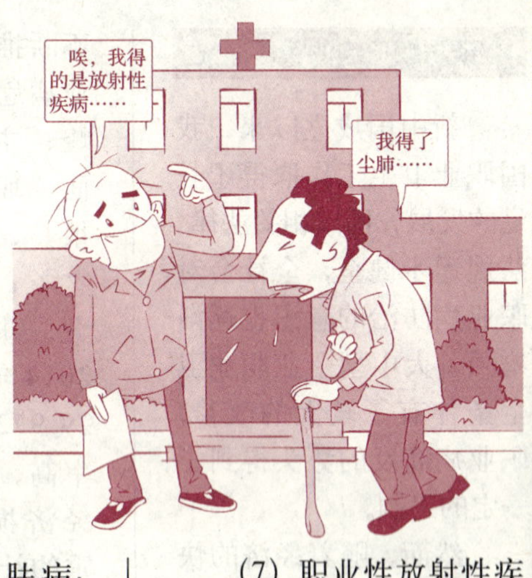

（1）职业性尘肺病及其他呼吸系统疾病。尘肺病：矽肺、煤工尘肺、石墨尘肺等13种。其他呼吸系统疾病：过敏性肺炎、棉尘病、哮喘等6种。

（2）职业性皮肤病：接触性皮炎、光接触性皮炎、电光性皮炎等9种。

（3）职业性眼病：化学性眼部灼伤、电光性眼炎、白内障（含放射性白内障、三硝基甲苯白内障）共3种。

（4）职业性耳鼻喉口腔疾病：噪声聋、铬鼻病、牙酸蚀病、爆震聋共4种。

（5）职业性化学中毒：铅及其化合物中毒（不包括四乙基铅）、汞及其化合物中毒、锰及其化合物中毒等60种。

（6）物理因素所致职业病：中暑、减压病、高原病等7种。

（7）职业性放射性疾病：外照射急性放射病、外照射亚急性放射病、外照射慢性放射病等11种。

（8）职业性传染病：炭疽、森林脑炎、布鲁氏菌病等5种。

（9）职业性肿瘤：石棉所致肺癌、间皮瘤；联苯胺所致膀胱癌；苯所致白血病；氯甲醚、双氯甲醚所致肺癌等11种。

（10）其他职业病：金属烟热；滑囊炎（限于井下作业工人）；股静脉血栓综合征、股动脉闭塞症或淋巴管闭塞症（限于刮研作业人员）共3种。

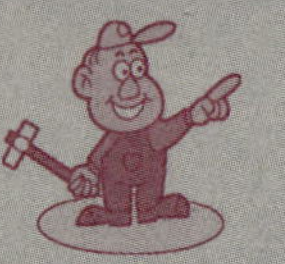

4. 预防职业病的重要意义

新中国成立以来，我国职业卫生工作取得了长足的发展，国家相关法律、法规逐步健全，全社会对职业病防治的意识也逐渐增强，大中型企业职业卫生条件有了较大的改善，职业病高发的势头得到了一定的遏制。

然而，随着经济的快速发展和工业化、城镇化不断推进，当前我国的职业病危害形势依然十分严峻，主要体现在几个方面：职业病的危害范围很广，分布领域居世界之首；职业病患者总量大，并且还在逐年递增，2014 年共报告职业病 29 972 例；职业病发病率高，造成死亡病例多，经济损失巨大，带来严重的社会影响。

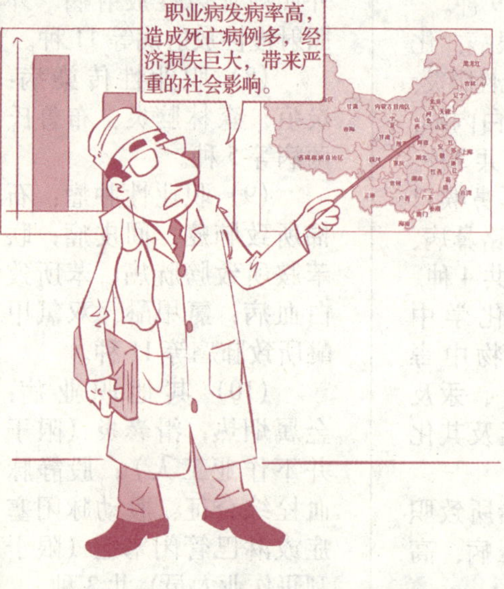

因此，尽快构建高效的职业病预防管理体制，健全职业病防治法律法规体系，加强企业职业卫生软硬件建设，提高从业人员对职业病防治的认识和安全技能，已经成为当前我国的一项重要工作。

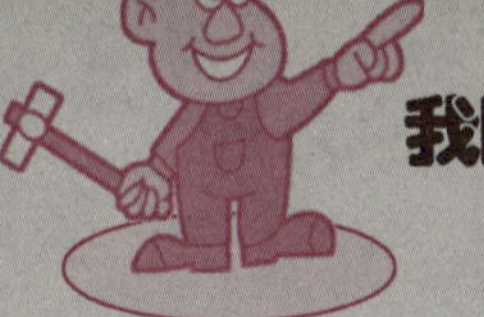

第二部分 我国职业病预防工作坚持“预防为主，防治结合”的方针

1. 我国职业病预防相关的法律、法规

我国党和人民政府一直高度重视职业病防治工作，经过几十年的不懈努力，关于职业病防治的法律、法规体系已经基本形成，职业病防治的管理体系初步实现配套齐全，职业病预防工作正在朝着先进水平迈进。

我国职业病预防法律、法规体系共有5个层次。

（1）宪法。《中华人民共和国宪法》（以下简称《宪法》）是国家的根本大法，具有最高的法律效力，是其他立法工作的根据。《宪法》第四十二条规定：国家通过各种途径，创造劳动就业条件，加强劳动保护，改善劳动条件，并在发展生产的基础上，提高劳动报酬和福利待遇。

（2）法律。例如，《职业病防治法》《安全生产法》《劳动法》等。

《宪法》在第四十二条对职业病预防有规定。
《中华人民共和国宪法》

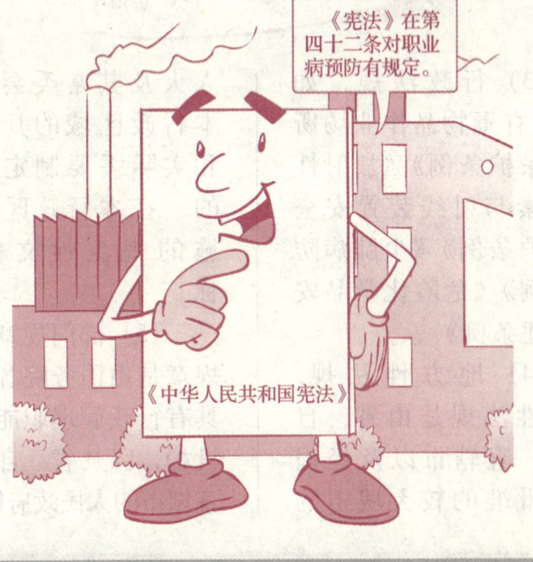

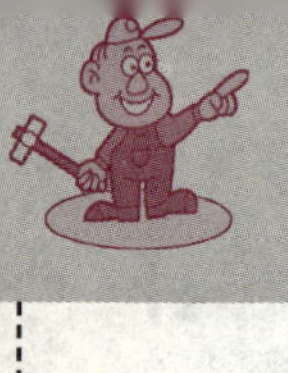

我国职业病预防工作坚持“预防为主，防治结合”的方针

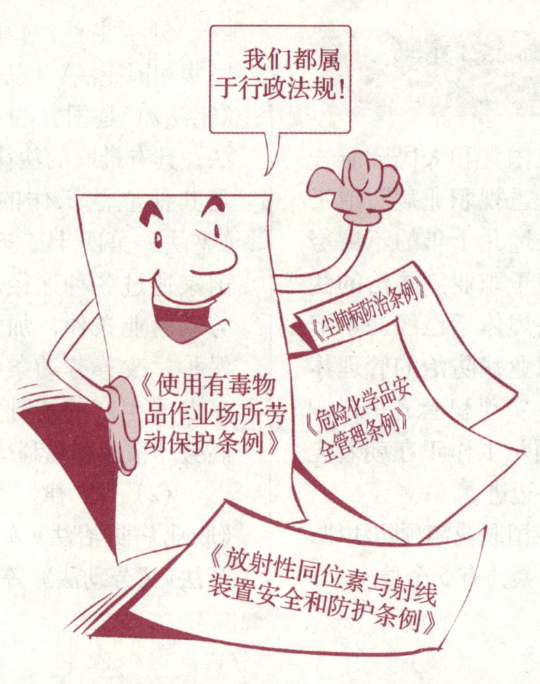

（3）行政法规。如《使用有毒物品作业场所劳动保护条例》《放射性同位素与射线装置安全和防护条例》《尘肺病防治条例》《危险化学品安全管理条例》等。

（4）地方性法规。地方性法规是由省、自治区、直辖市以及经国务院批准的较大城市的人大及其常委会，根据本行政区域的具体情况和实际需要制定和颁布的、在本行政区域内实施的规范性文件的总称。

（5）部门规章。部门规章是由国务院各部委和具有行政管理职能的直属机构，以及省、自治区和直辖市的人民政府制定的。

我国职业病预防工作坚持“预防为主，防治结合”的方针

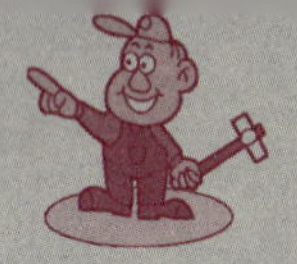

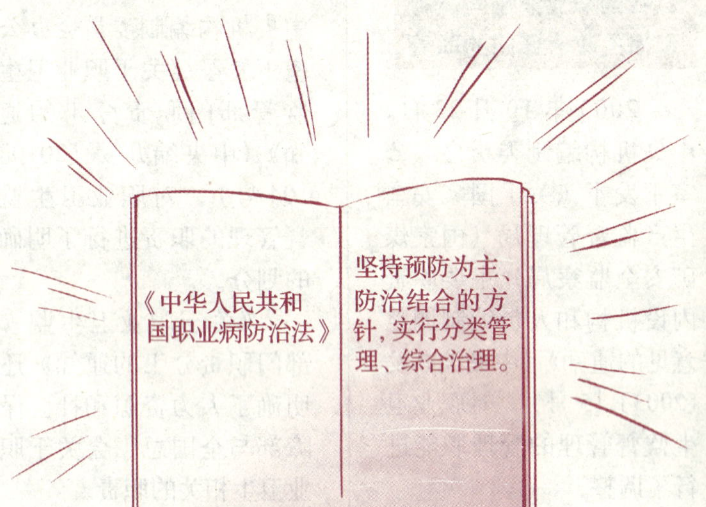

上述法律、法规再加上相关的标准共同对企业的职业安全卫生提出了全面、具体的要求，形成了我国职业病防治的法律体系框架。

职业病防治标准属于职业卫生技术法规，在预防和控制职业危害中具有特别重要的位置，是进行预防性和经常性职业卫生监督的重要依据，是制定职业病防治法律、法规的基础。

《职业病防治法》明确规定，我国的职业病防治工作坚持预防为主、防治结合的方针，建立用人单位负责、行政机关监管、行业自律、职工参与和社会监督的机制，实行分类管理、综合治理。

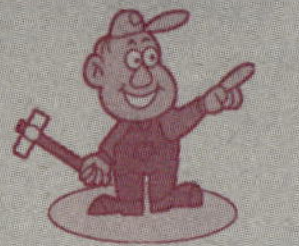

我国职业病预防工作坚持“预防为主，防治结合”的方针

2. 我国职业病预防体制和相关政府部门的职责

2003年10月23日，中央机构编制委员会办公室下发了《关于国家安全生产监督管理局（国家煤矿安全监察局）主要职责内设机构和人员编制调整意见的通知》（中央编办发〔2003〕15号），对职业卫生监督管理的管理职能进行了调整。

2010年10月8日，中央机构编制委员会办公室下发了《关于职业卫生监管部门职责分工的通知》（中央编办发〔2010〕104号），对职业卫生监督管理的职责进行了明确的划分。

《关于职业卫生监管部门职责分工的通知》还明确了人力资源和社会保障部与全国总工会关于职业卫生相关的职责。

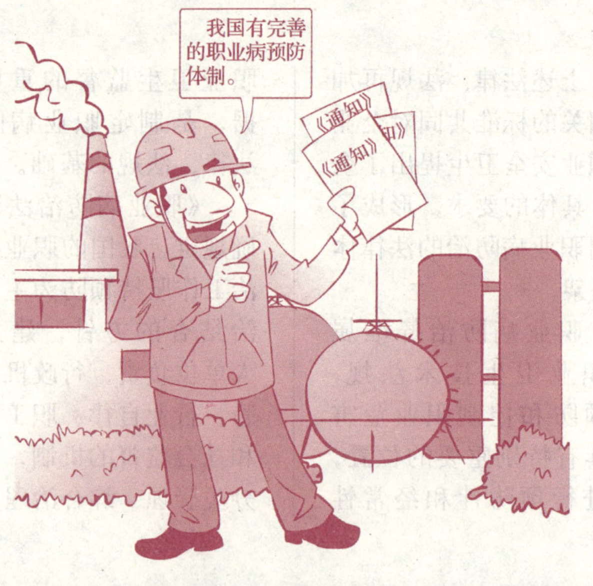

我国职业病预防工作坚持“预防为主，防治结合”的方针

职业卫生监督管理职责由我们卫生部门和你们安全生产监督管理部门共同承担，我们要好好配合啊！

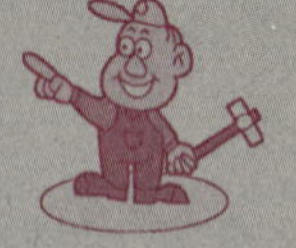

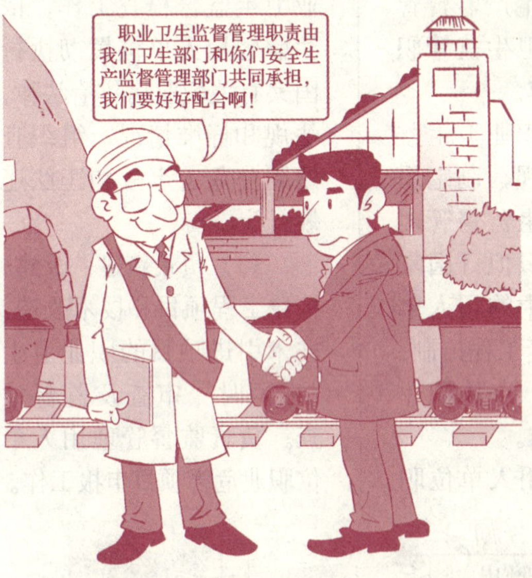

我国职业卫生监督管理职责由卫生部门和安全生产监督管理部门共同承担，各部门有明确的分工，并建立了协调工作机制。

(1) 国家卫生和计划生育委员会制定或发布涉及作业场所的法规，应与国家安全生产监督管理总局共同研究、协商。

(2) 两个部门每年召开一次以上协调会，通报有关情况，协调有关工作。卫生部门就卫生监护、监督检查向安全生产监督管理部门通报，安全生产监督管理部门要将作业场所职业危害申报情况、职业卫生安全许可证发放情况及监督检查中发现的重要问题及时向卫生部门通报。

(3) 卫生部门认定的职业卫生技术服务机构承担作业场所的检测、出证和评价等技术工作时，应及时向当地安全生产监督管理部门通报，安全生产监督管理部门如发现违法行为，应及时通报卫生部门予以查处。

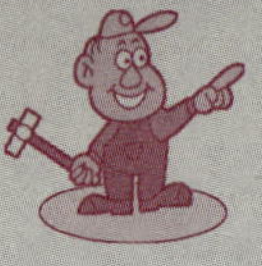

我国职业病预防工作坚持“预防为主，防治结合”的方针

国家安全生产监督管理总局的职业卫生监管职责包括如下内容。

（1）起草职业卫生监督管理有关法规，制定用人单位职业卫生监督管理相关规章。组织拟订国家职业卫生标准中的用人单位职业危害因素工程控制、职业防护设施、个体职业防护等相关标准。

（2）负责用人单位职业卫生监督检查工作，依法监督用人单位贯彻执行国家有关职业病防治法律、法规和标准情况，组织查处职业危害事故和违法违规行为。

（3）负责新建、改建、扩建工程项目和技术改造、技术引进项目的职业卫生“三同时”审查及监督检查。负责监督管理用人单位职业危害项目申报工作。

您好，我们是安全生产监管局的，来检查你们有关职业病防治方面的工作……
×××生产有限公司
欢迎，快请进！

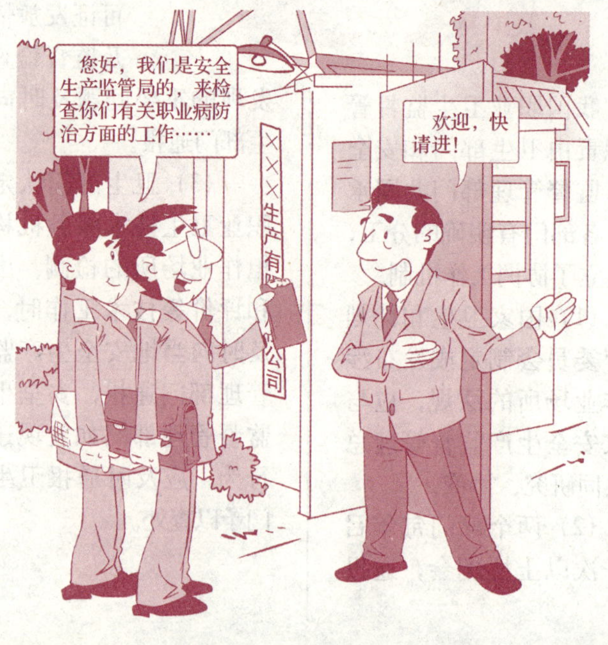

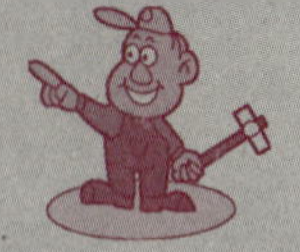

(4) 负责依法管理职业卫生安全许可证的颁发工作；负责职业卫生检测、评价技术服务机构的资质认定和监督管理工作；组织指导并监督检查有关职业卫生培训工作。

(5) 负责监督检查和督促用人单位依法建立职业危害因素检测、评价、劳动者职业健康监护、相关职业卫生检查等管理制度；监督检查和督促用人单位提供劳动者健康损害与职业史、职业危害接触关系等相关证明材料。

(6) 负责汇总、分析职业危害因素检测、评价以及劳动者职业健康监护等信息，向相关部门和机构提供职业卫生监督检查情况。

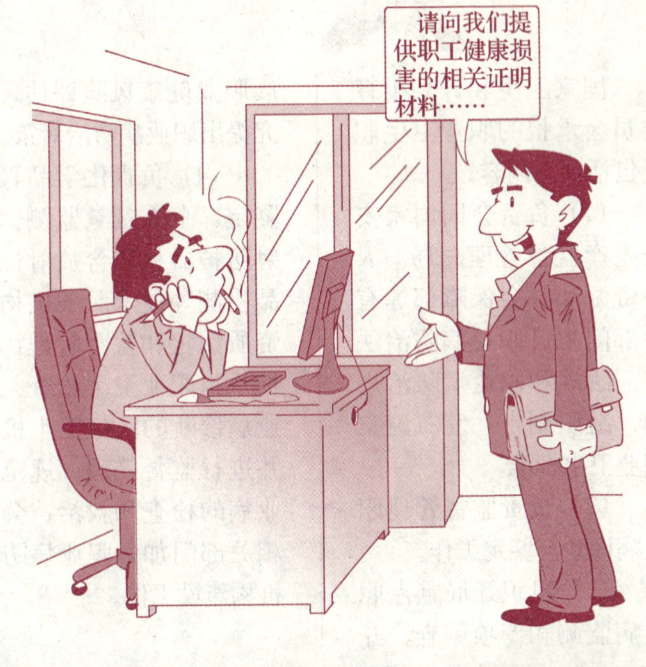

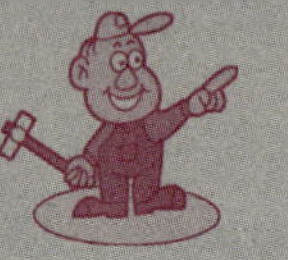

我国职业病预防工作坚持“预防为主，防治结合”的方针

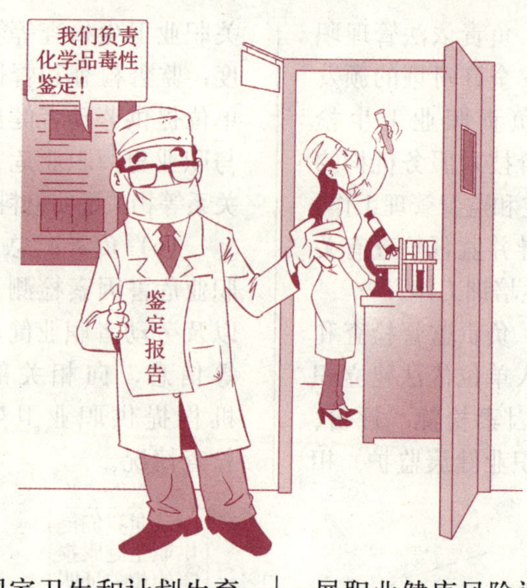

国家卫生和计划生育委员会承担的职业卫生职责包括如下内容。

（1）负责会同国家安全生产监督管理总局、人力资源和社会保障部等有关部门拟订职业病防治法律、法规和职业病防治规划，组织制定、发布国家职业卫生标准。

（2）负责监督管理职业病诊断与鉴定工作。

（3）组织开展重点职业病监测和专项调查，开展职业健康风险评估，研究提出职业病防治对策。

（4）负责化学品毒性鉴定、个人剂量监测、放射防护器材和含放射性产品检测等技术服务机构的资质认定和监督管理；审批承担职业卫生检查、职业病诊断的医疗卫生机构并进行监督管理，规范职业病的检查和救治；会同相关部门加强职业病防治机构建设工作。

我国职业病预防工作坚持“预防为主，防治结合”的方针

职业病预防宣教车
通过他们的宣传教育，我们受益匪浅……

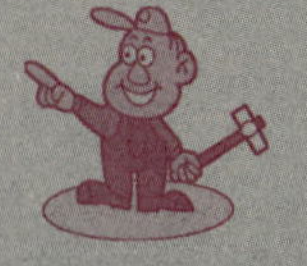

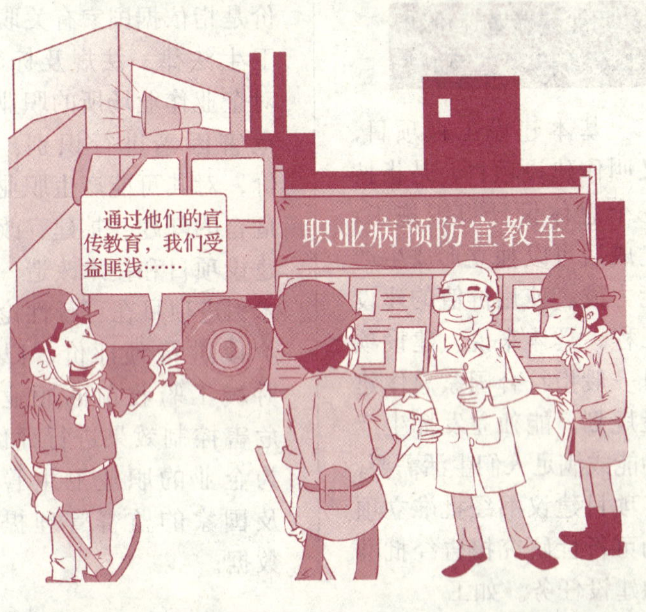

(5) 负责医疗机构放射性危害控制的监督管理。

(6) 负责职业病报告的管理和发布，组织开展职业病防治科学研究。

(7) 组织开展职业病防治法律、法规和防治知识的宣传教育，开展职业人群健康促进工作。

人力资源和社会保障部承担的职业卫生职责：负责劳动合同实施情况监督管理工作，督促用人单位依法签订劳动合同；依据职业病诊断结果，做好职业病患者的社会保障工作。

全国总工会承担的职业卫生职责：依法参与职业危害事故调查处理工作，反映劳动者职业健康方面的诉求，提出意见和建议，维护劳动者合法权益。

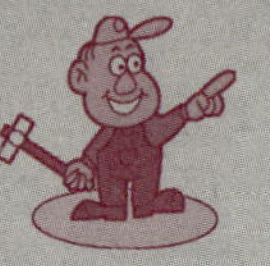

3. 职业病危害评价和建设项目“三同时”

基本建设工程项目，又叫作建设项目，是指按一个总体设计组织施工，建成后可以独立形成生产能力或者使用价值的建设工程。具体来说，建设项目一般指符合国家总体建设规划，能独立发挥生产功能或满足人们生活需要，其项目建议书经批准立项和可行性研究报告经批准的建设任务。如工业建设中的一个工厂、一座矿山，民用建设中的一个居民区、一幢住宅、一所学校等，均为一个建设项目。建设项目包括基本建设项目（新建、扩建等扩大生产能力的建设项目）和技术改造项目。

职业病危害评价是指依据国家有关职业卫生法律、法规及标准，对企业作业场所的职业病危害因素进行识别、评价，对其可能产生职业病危害的新建、扩建、改建建设项目和技术改造、技术引进项目在可行性论证阶段进行预评价，以及对竣工验收前的职业病危害控制效果进行评价，为企业的职业卫生管理及国家的监督管理提供数据。

您放心，对有关职业病危害，我们有充分的考虑。
×××建设项目职业病危害控制

我国职业病预防工作坚持“预防为主，防治结合”的方针

经过对试运行的6个月的监控，你们对职业病危害的控制效果是合格的。

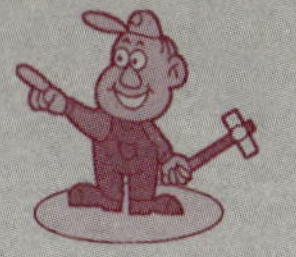

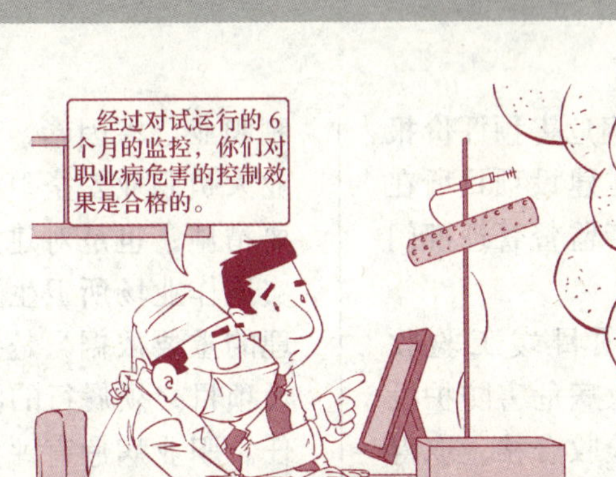

按照《职业病防治法》《安全生产法》的要求，对建设项目要进行职业病危害评价。职业病危害评价包括建设项目职业病危害预评价和职业病危害控制效果评价两种。

建设项目职业病危害预评价，主要是对建设项目开工之前的职业病防护设施与设计的预期效果进行准确的评估，并提出改进和增设等建议，同时又直接为建设项目的设计提供依据。

职业病危害控制效果评价，是指建设项目在竣工验收前，建设单位按照有关规定委托具有相应资质的职业卫生服务机构进行的评价工作。2006年7月27日，卫生部发布的《建设项目职业病危害分类管理办法》（卫生部令第49号）明确规定：建设项目竣工后，在试运行期间，应当对职业病防护设施运行情况和工作场所职业病危害因素进行监测，并在试运行6个月内进行控制效果的评价。

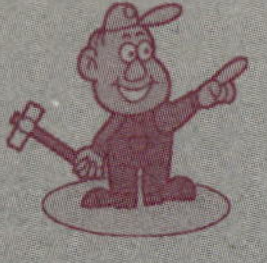

我国职业病预防工作坚持“预防为主，防治结合”的方针

职业病危害预评价报告应当报送建设项目所在地安全生产监督管理部门备案。

建设项目竣工验收时，其职业病危害防护设施依法经验收合格，取得职业病危害防护设施验收批复文件后，才能投入生产和使用。

职业病危害评价是控制职业危害因素，保护从业人员职业安全卫生的重要措施，也是对建设项目实施作业场所卫生监督管理的重要依据，是每个建设项目必须履行的法律责任。职业病危害评价书也是建设项目可行性研究报告的重要组成部分，是建设项目取得开工运行资质的重要审查内容之一。

由于你们的职业病危害控制效果评价没有通过，所以无法颁发验收合格证。

我国职业病预防工作坚持“预防为主，防治结合”的方针

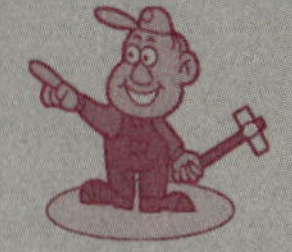

《安全生产法》规定：生产经营单位新建、改建、扩建工程项目的安全设施，必须与主体工程同时设计、同时施工、同时投入生产和使用。安全设施投资应当纳入建设项目概算。

《职业病防治法》规定：建设项目的职业病防护设施所需费用应当纳入建设项目工程预算，并与主体工程同时设计、同时施工、同时投入生产和使用。

《劳动法》规定：劳动安全卫生设施必须符合国家规定的标准。新建、改建、扩建工程的劳动安全卫生设施必须与主体工程同时设计、同时施工、同时投入生产和使用。

求求您了，由于资金紧张，安全设施投资能不能以后再说啊？
这可绝对不行！

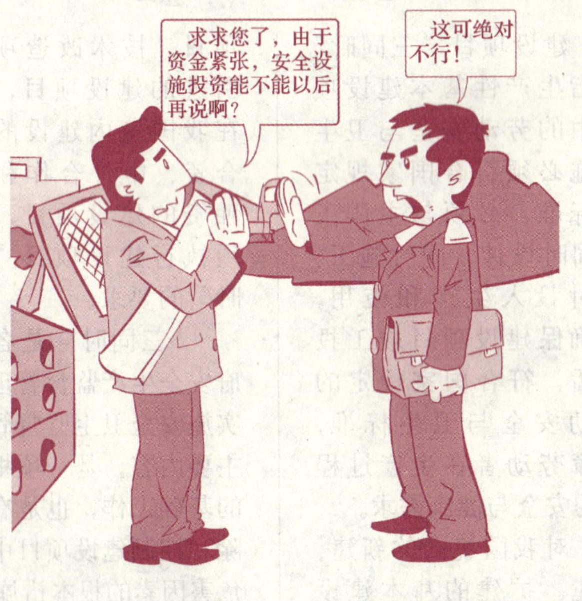

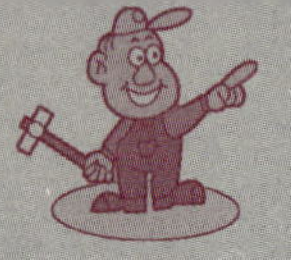

我国职业病预防工作坚持“预防为主，防治结合”的方针

实践证明，“三同时”的确能有效地消除和控制建设项目中的职业危害因素……

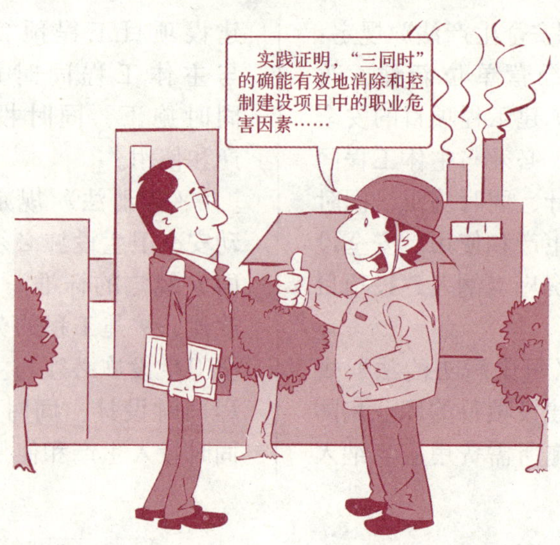

建设项目“三同时”是指生产性基本建设项目中的劳动安全与卫生设施必须符合国家规定的标准，必须与主体工程同时设计、同时施工、同时投入生产和使用，以确保建设项目竣工投产后，符合国家规定的劳动安全与卫生标准，保障劳动者在生产过程中的安全与健康需求。

对我国境内的新建、改建、扩建的基本建设项目、技术改造项目和引进的建设项目，包括在我国境内建设的中外合资、中外合作和外商独资的建设项目，都必须执行建设项目“三同时”的要求。

“三同时”是各级政府安全生产监督管理机构实施安全卫生监督管理的主要内容，是一项根本性的基础工作，也是有效消除和控制建设项目中职业危害因素的根本措施。

我国职业病预防工作坚持“预防为主，防治结合”的方针

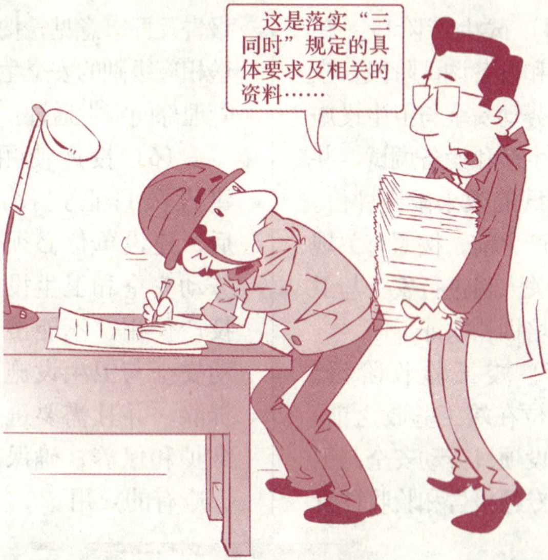

这是落实“三同时”规定的具体要求及相关的资料……

实施建设项目“三同时”制度，具体包括以下工作内容。

（1）可行性研究阶段。在建设项目可行性研究阶段，应按有关要求实施建设项目劳动安全与卫生预评价，预评价工作应该在建设项目初步设计会审前完成。

（2）初步设计阶段。在编制初步设计文件时，设计单位应严格遵守我国有关劳动安全与卫生的法律、法规和标准，并应依据安全生产监督管理机构批复的劳动安全与卫生预评价报告中提出的措施建议，编制劳动安全专篇，完善初步设计。

（3）施工阶段。建设单位在进行主体施工时，应同时严格按照设计的施工方案，对劳动安全与卫生设施进行施工。建设单位对承担施工任务的单位提出落实“三同时”规定的具体要求，并负责提供相关的资料和条件。

（4）试生产阶段。在试生产和设备调试阶段，应同时对劳动安全与卫生设施进行试生产和设备调试，并且对调试的效果做出评价。在试生产之前，按照有关规定对相关人员进行安全与卫生教育培训和取证工作。

（5）竣工验收阶段。建设单位在竣工验收之前，应将建设项目劳动安全与卫生验收专题报告和验收评价报告及评审意见，按规定报送相应级别的安全生产监督管理部门审批通过。

（6）投产使用阶段。建设项目正式投产使用后，建设单位必须同时将劳动安全和卫生设施进行投产使用，不能擅自将劳动安全与卫生设施闲置或拆除，并且需要进行日常维护和保养，确保其能发挥应有的效用。

感觉项目投产使用后，这个污水处理池用处不大，不如拆了吧？
那可不行！卫生设施是不能擅自拆除的。

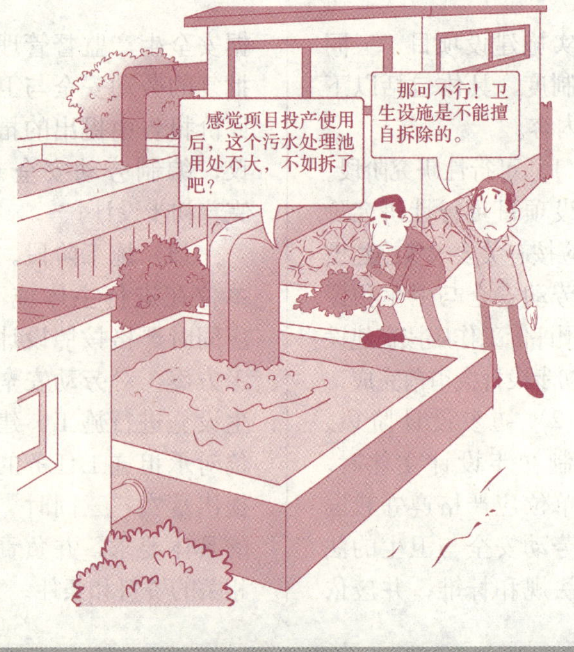

我国职业病预防工作坚持“预防为主，防治结合”的方针

4. 生产经营单位的职业危害申报

存在职业病危害的生产经营单位或建设项目作业场所，按照法律、法规的规定，要及时、如实地将本单位的职业危害因素向安全生产监督管理部门申报，并接受安全生产监督管理部门的监督检查。

2012年3月6日，《职业病危害项目申报办法》由国家安全生产监督管理总局局长办公会议审议通过，国家安全生产监督管理总局令第48号予以公布，自2012年6月1日起施行。国家安全生产监督管理总局2009年9月8日公布的《作业场所职业危害申报管理办法》同时废止。

职业病危害项目申报工作实行属地分级管理的原则。中央企业、省属企业及其所属用人单位的职业病危害项目，向其所在地设区的市级人民政府安全生产监督管理部门申报。其他用人单位的职业病危害项目，向其所在地县级人民政府安全生产监督管理部门申报。

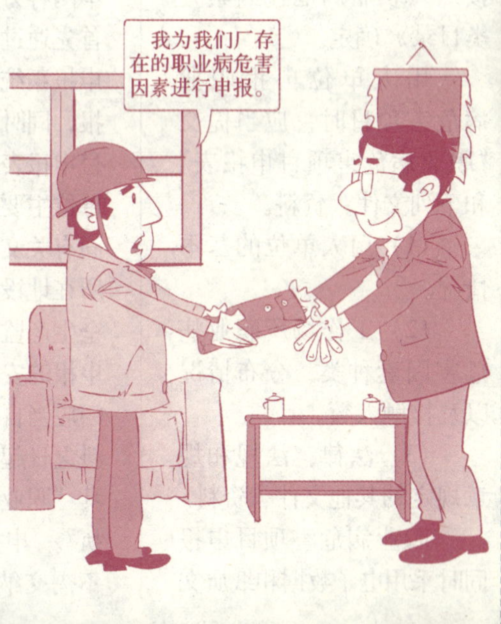

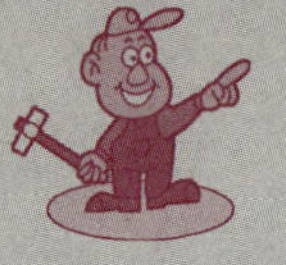

我国职业病预防工作坚持“预防为主，防治结合”的方针

用人单位（煤矿除外）工作场所存在职业病目录所列职业病的危害因素的，应当及时、如实向所在地安全生产监督管理部门申报危害项目，并接受安全生产监督管理部门的监督管理。煤矿职业病危害项目申报办法另行规定。

如果进行电子数据申报，要同时用A4纸打印申报表并签章后上报。

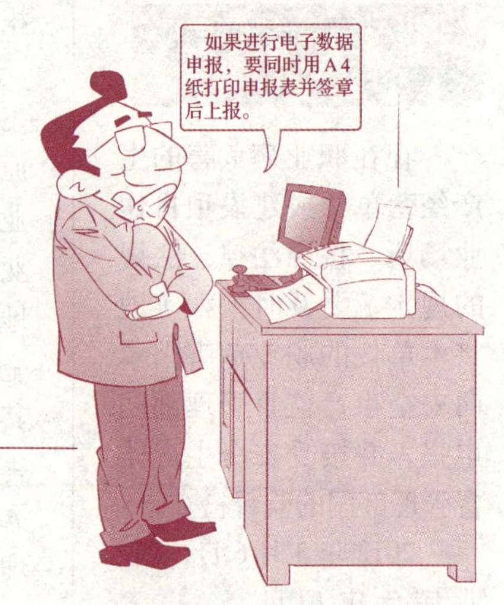

职业病危害因素按照《职业病危害因素分类目录》确定。

用人单位申报职业病危害项目时，应当提交“职业病危害项目申报表”和下列文件、资料。

(1) 用人单位的基本情况。

(2) 工作场所职业病危害因素种类、分布情况以及接触人数。

(3) 法律、法规和规章规定的其他文件、资料。

职业病危害项目申报同时采用电子数据和纸质文本两种方式。用人单位应当首先通过“职业病危害项目申报系统”进行电子数据申报，同时将“职业病危害项目申报表”加盖公章并由本单位主要负责人签字后，连同有关文件、资料一并上报所在地设区的市级、县级安全生产监督管理部门。受理申报的安全生产监督管理部门应当自收到申报文件、资料之日起5个工作日内，出具“职业病危害项目申报回执”。申报职业病危害项目不需交纳任何费用。

我国职业病预防工作坚持“预防为主，防治结合”的方针

用人单位有下列情形之一的，应当按照规定向原申报机关申报变更职业病危害项目内容。

（1）进行新建、改建、扩建、技术改造或者技术引进建设项目的，自建设项目竣工验收之日起30日内进行申报。

（2）因技术、工艺、设备或者材料等发生变化导致原申报的职业病危害因素及其相关内容发生重大变化的，自发生变化之日起15日内进行申报。

（3）用人单位工作场所、名称、法定代表人或者主要负责人发生变化的，自发生变化之日起15日内进行申报。

（4）经过职业病危害因素检测、评价，发现原申报内容发生变化的，自收到有关检测、评价结果之日起15日内进行申报。

用人单位终止生产经营活动的，应当自生产经营活动终止之日起15日内向原申报机关报告并办理注销手续。

建设项目进行了改建，快去进行职业病危害申报变更……

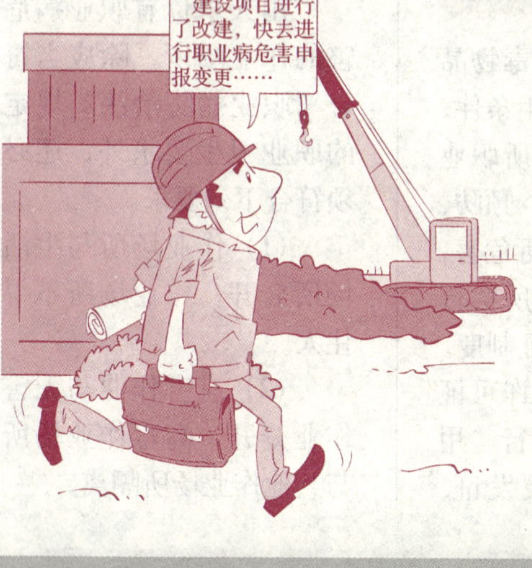

受理申报的安全生产监督管理部门应当建立职业病危害项目管理档案。职业病危害项目管理档案应当包括辖区内存在职业病危害因素的用人单位数量，职业病危害因素种类、行业和地区分布以及接触人数等内容。

我国职业病预防工作坚持“预防为主，防治结合”的方针

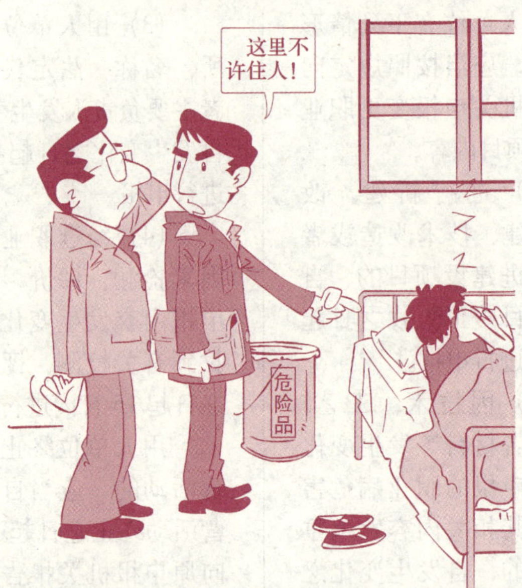

5. 职业卫生安全许可证制度

为规范使用有毒物品作业场所的职业卫生条件，进一步加强作业场所职业卫生安全监督管理，预防、控制和消除职业中毒危害，国家对这类作业场所实行职业卫生安全许可证制度。

职业卫生安全许可证的颁发管理工作实行“用人单位申请、三级发证、属地监管”的原则。

用人单位有职业病危害的作业场所，除应当符合《职业病防治法》规定的职业卫生要求外，还必须符合下列要求。

（1）作业场所与生活场所分开，作业场所不得住人。

（2）有害作业与无害作业分开，高毒作业场所与其他作业场所隔离。

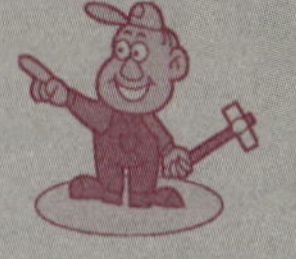

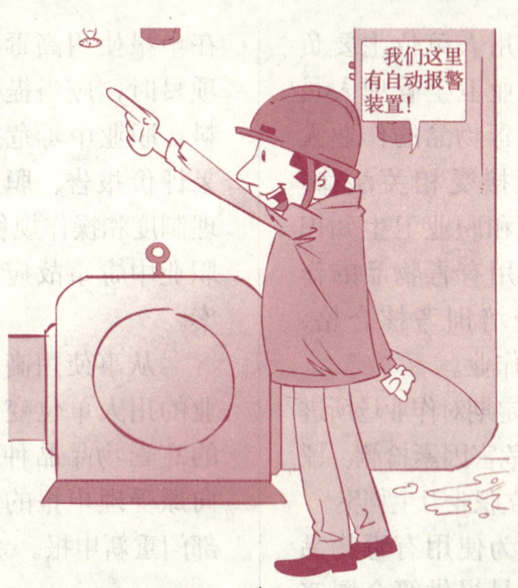

（3）设置有效的通风装置；在可能突然泄漏大量有毒物品或者易造成急性中毒的作业场所设置自动报警装置和事故通风设施。

（4）高毒作业场所设置应急撤离通道和必要的泄险区。

（5）用人单位及其作业场所符合规定的，在由安全生产监督管理部门发给职业卫生安全许可证后，方可从事使用有毒物品的作业。

有职业病危害的生产经营单位取得职业卫生安全许可证，应当采取以下职业卫生管理措施。

（1）设置职业卫生管理机构或组织，配备专职或兼职管理人员。

（2）建立、健全职业卫生岗位责任制，制定职业病危害申报、职业卫生教育培训、职业病危害因素监测检测、职业病危害防护设施维护保养、个体防护用品配备使用、应急救援、事故报告等职业卫生管理制度，编制岗位职业卫生操作规程。

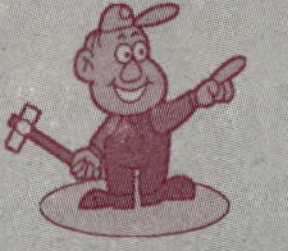

（3）用人单位主要负责人、职业卫生管理人员和使用有毒物品的作业人员，必须接受相关法律、法规教育和职业卫生知识培训；使用有毒物品的作业人员经培训考核合格，方可上岗作业。

（4）定期对作业场所进行职业病危害因素检测、评估，并建立职业卫生档案。

（5）为使用有毒物品的作业人员提供符合国家职业卫生标准的防护用品，并指导、督促作业人员正确使用。

（6）及时、如实向安全生产监督管理部门申报存在的职业病危害因素。

从事使用高毒物品作业的用人单位，在申报使用高毒物品作业项目时，应当提交下列资料：职业中毒危害控制效果评价报告、职业卫生管理制度和操作规程等材料、职业中毒事故应急救援预案。

从事使用高毒物品作业的用人单位变更所使用的高毒物品品种的，应当向原受理申报的卫生行政部门重新申报。

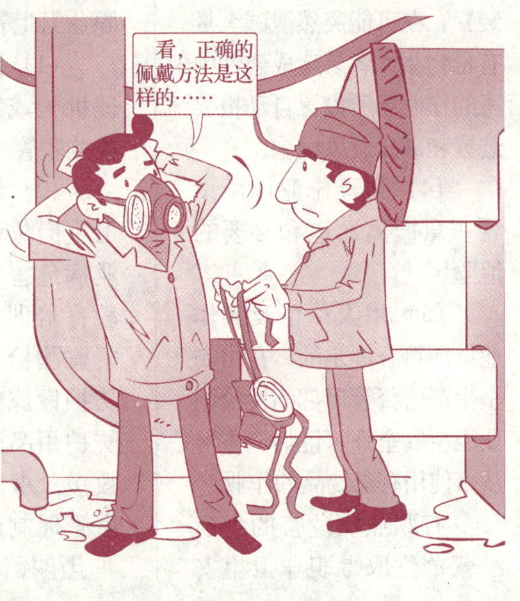

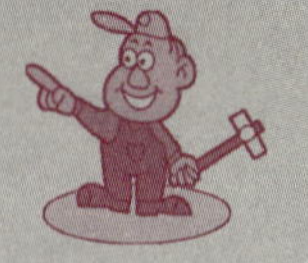

6. 职业健康监护及职业病报告

职业健康监护对广大从业人员来说是一项预防性措施，是法律赋予从业人员的权利，是用人单位必须对从业人员承担的义务。职业健康监护主要包括三个方面内容：职业健康检查、建立职业健康监护档案、职业病报告。

职业健康检查包括上岗前检查、在岗期间定期检查、离岗时检查、离岗后医学随访和应急健康检查5类。

上岗前健康检查的主要目的是发现有无职业禁忌证，建立接触职业病危害因素人员的基础健康档案。上岗前健康检查为强制性职业健康检查，应在开始从事有害作业前完成。

在岗期间定期健康检查的目的主要是早期发现职业病患者或疑似职业病患者以及从业人员的其他健康异常改变；及时发现有职业禁忌证的从业人员；通过动态观察从业人员群体健康变化，评价工作场所职业病危害因素的控制效果。

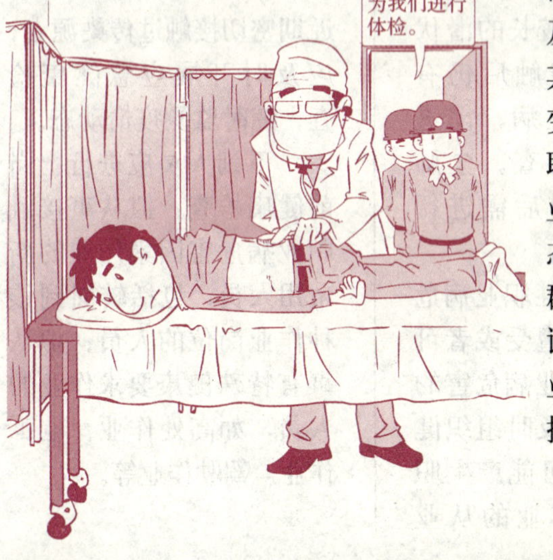

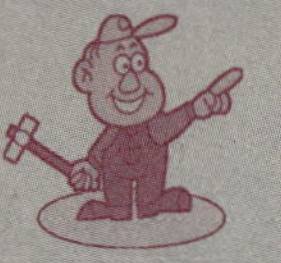

我国职业病预防工作坚持“预防为主，防治结合”的方针

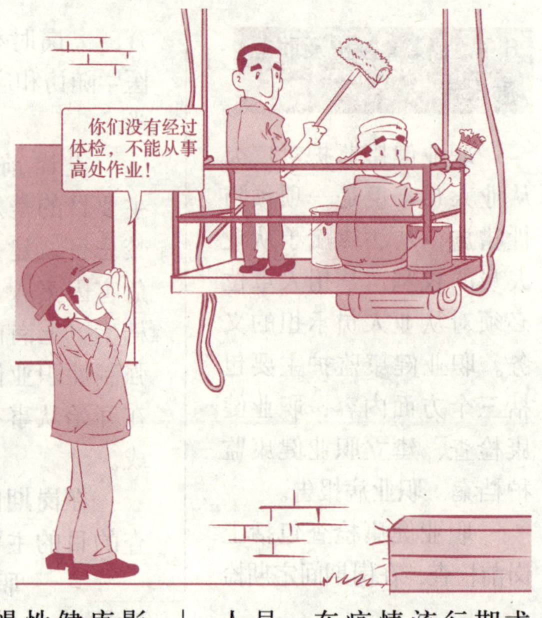

从业人员在准备调离或脱离所从事的有职业病危害的作业或岗位前，应进行离岗时健康检查，主要目的是确定其在停止接触职业病危害因素时的健康状况。

如接触的职业病危害因素具有慢性健康影响，或发病有较长的潜伏期，在脱离接触后仍有可能发生职业病，需进行医学随访检查。尘肺病患者在离岗后需进行医学随访检查。

当发生急性职业病危害事故时，对遭受或者可能遭受急性职业病危害的从业人员，应及时组织健康检查。从事可能产生职业性传染病作业的从业人员，在疫情流行期或近期密切接触过传染源者，应及时开展应急健康检查，随时监测疫情动态。

下列人员应进行上岗前健康检查：拟从事接触职业病危害因素作业的新录用人员，包括转岗到该种作业岗位的人员；拟从事有特殊健康要求作业的人员，如高处作业、电工作业、驾驶作业等。

我国职业病预防工作坚持“预防为主，防治结合”的方针

生产经营单位应当建立职业健康监护档案，每人1份。档案的内容包括：从业人员的职业史、既往史和职业病危害接触史；相应作业场所职业病危害因素监测结果；职业健康检查结果及处理情况；职业病诊疗等有关个人健康资料。

从业人员有权查阅、复印其本人职业健康监护档案。从业人员离开用人单位时，有权索取本人职业健康监护档案的复印件，用人单位应当如实、无偿提供，并在所提供的复印件上签章。

职业病报告实行以地方为主逐级上报的办法，不论是隶属国务院的各部门，还是地方的企事业单位发生的职业病，一律由所在地区的卫生监督机构统一汇总上报。

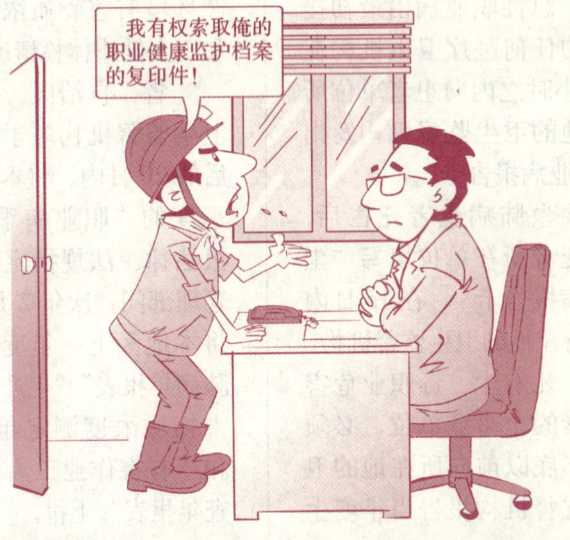

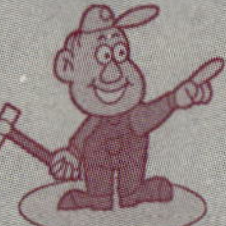

我国职业病预防工作坚持“预防为主，防治结合”的方针

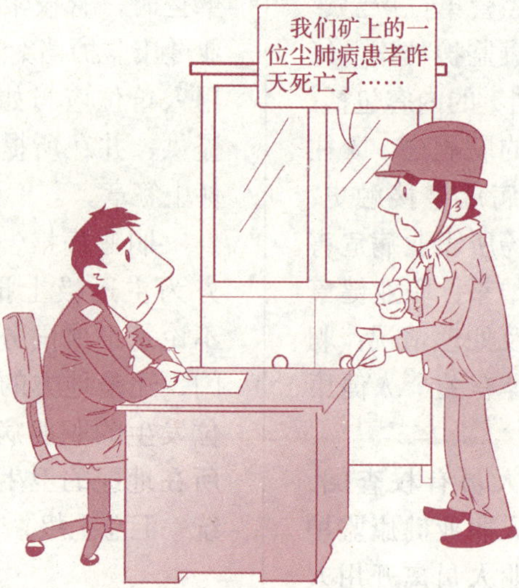

急性职业病由最初接诊的任何医疗卫生机构在24小时之内向患者单位所在地的卫生监督机构发出“职业病报告卡”。

尘肺病患者死亡后，由死者所在单位填写“尘肺病报告卡”，在15日内报所在地的卫生监督机构。

凡有尘、毒职业危害因素的企事业单位，必须在年底以前向所在地的卫生监督机构报告当年度生产环境有害物质浓度测定和工人健康体检情况。

省、自治区、直辖市卫生监督机构应于每季度后的20日内，将本地区上季度的“职业病季报表”报法律、法规指定的国家管理部门；次年2月底前，将本地区上一年度的“尘肺病年报表”“生产环境有害物质浓度测定年报表”和“有害作业工人健康检查年报表”上报。

我国职业病预防工作坚持“预防为主，防治结合”的方针

一旦得了尘肺病，就要被登记在“尘肺病报告卡”上了。

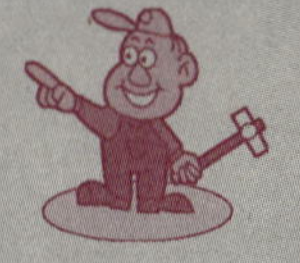

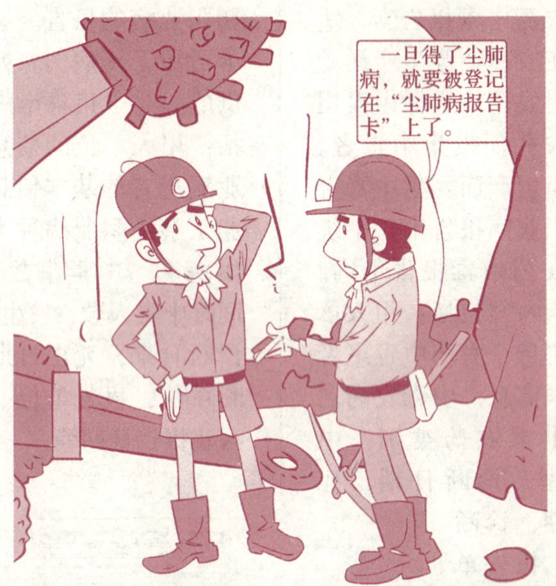

根据引发职业病的有害物质类别不同，分别编制了“尘肺病报告卡”“农药中毒报告卡”和“职业病报告卡”，按规定上报。

尘肺病报告卡，适用于我国境内一切有粉尘作业的用人单位。在统计年度内有首次被诊断为尘肺病的从业人员，或尘肺晋期、调出（入）本省的尘肺病患者和尘肺死亡者均应填卡报告。在岗的非编制职工患有尘肺病时也应填报。报告卡内容包括：用人单位的信息、尘肺病患者的基本信息、开始接尘日期、实际接尘工龄、尘肺病种类、胸片编号、诊断结论、报告类别、死亡信息、诊断单位、报告单位、报告人及报告日期等。

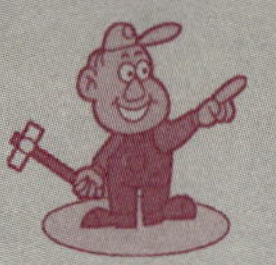

我国职业病预防工作坚持“预防为主，防治结合”的方针

农药中毒报告卡，适用于在农林业等生产活动中使用农药或生活中误用各类农药而发生中毒者。因农药生产而发生中毒者归入职业病报告卡，不统计在农药中毒报告卡内。报告卡内容包括：用人单位的信息、农药中毒患者的基本信息、中毒农药名称、中毒农药类别、中毒类型、诊断日期、死亡日期、诊断单位、报告单位、报告人及报告日期等。

职业病报告卡，适用于我国境内一切有职业危害作业的用人单位，除尘肺病、农林业生产活动中使用农药或生活中误用各类农药而发生中毒以外的一切职业病的报告。该报告卡适用于新病例和死亡病例的报告。报告卡内容包括：用人单位的信息、职业病患者的基本信息、专业工龄、职业病种类、具体病名、中毒事故编码、同时中毒人数、发生日期、诊断日期、死亡日期、诊断单位、报告单位、报告人及报告日期等。

小王，把咱们单位的职业病报告卡填写一下，一定要注明职业病种类等。

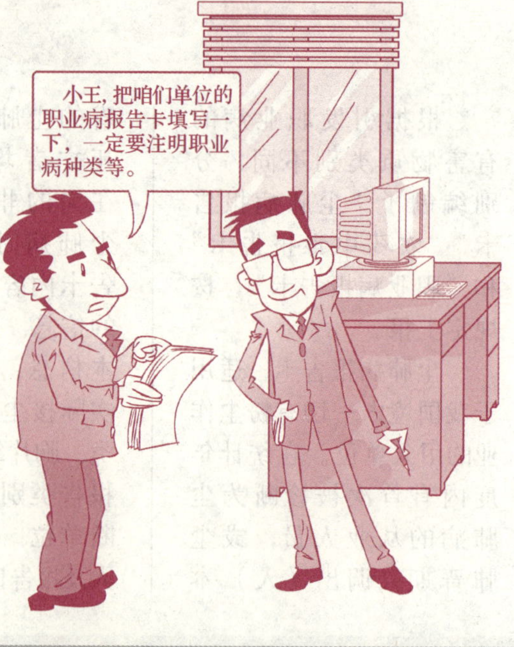

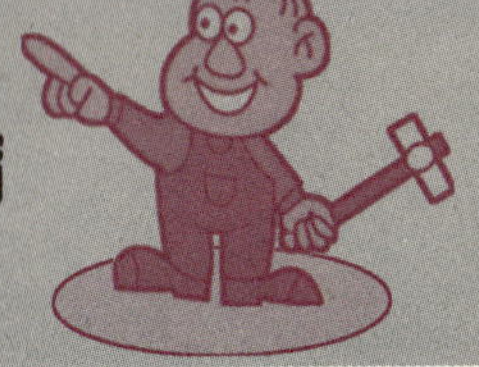

1. 生产性粉尘与尘肺病

在生产过程中形成的，能够较长时间飘浮在作业场所空气中的固体微粒，称为生产性粉尘。生产性粉尘按其性质一般分为以下几类。

（1）无机粉尘：矿物性粉尘，如石英、石棉、滑石、煤等；金属性粉尘，如铁、锡、铝、锰、铅、锌等；人工无机粉尘，如金刚砂、水泥、玻璃纤维等。

（2）有机粉尘：动物性粉尘，如毛、丝、骨质等；植物性粉尘，如棉、麻、草、甘蔗、谷物、木、茶等；人工有机粉尘，如有机农药、有机染料、合成树脂、合成橡胶、合成纤维等。

（3）混合性粉尘：它是上述各类粉尘，以两种以上物质混合形成的粉尘，在生产中这种粉尘最多见。

能够长时间飘浮在空气中的微粒叫作生产性粉尘。

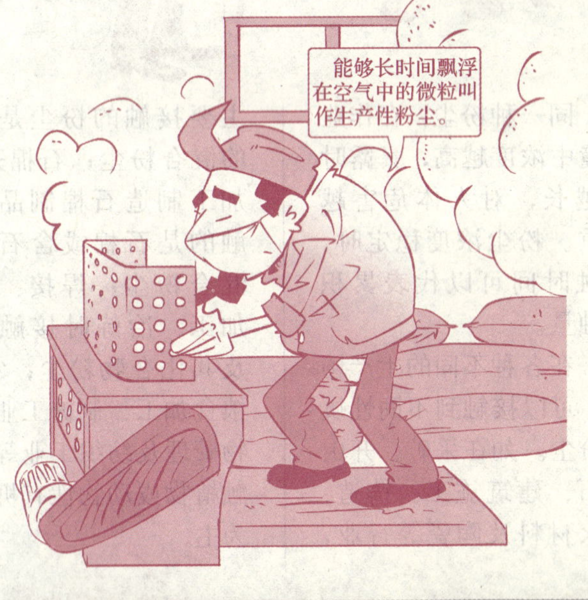

我接触的粉尘是石英的混合粉尘。
我接触的是植物有机粉尘。

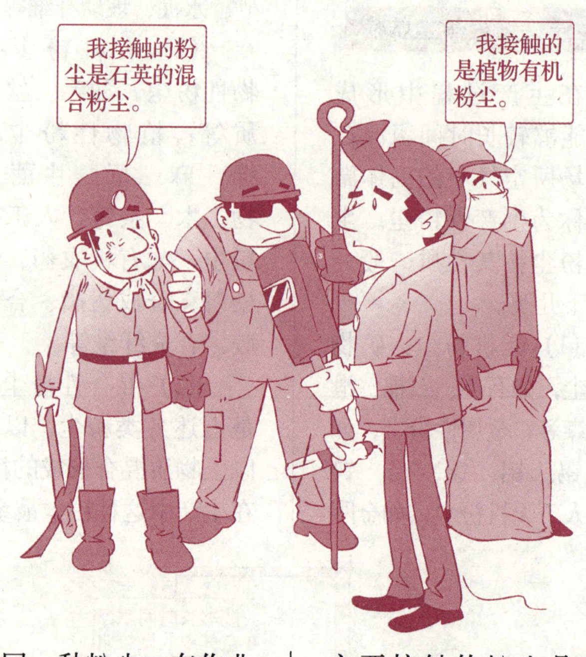

同一种粉尘，在作业环境中浓度越高，暴露时间越长，对人体危害越严重。粉尘浓度稳定时，接触时间可以代表累积接触量。

在各种不同的生产场所，可以接触到不同性质的粉尘。如在采矿、开山采石、建筑施工、铸造、耐火材料及陶瓷等行业，主要接触的粉尘是石英的混合粉尘；石棉开采、加工制造石棉制品时接触的是石棉或含石棉的混合粉尘；焊接、金属加工、冶炼时接触金属及其化合物粉尘；农业、粮食加工、制糖工业、动物管理及纺织工业等，接触植物或动物性有机粉尘为主。

人体具有很强的保护性防御清除功能，使进入肺内的绝大部分粉尘排出体外。但长期吸入高浓度粉尘，吸入的粉尘量超过人体正常的防御功能时，就会引起一系列危害反应，其中危害最严重的是尘肺。

根据粉尘的不同特性，可对人体引起各种损害。如可溶性有毒粉尘进入呼吸道后，能很快被吸收后溶入血液，引起中毒；放射性粉尘，则可造成放射性损伤；某些硬质粉尘可损伤角膜及结膜，引起角膜混浊和结膜炎等；粉尘堵塞皮脂腺和机械性刺激皮肤时，可引起粉刺、毛囊炎、脓皮病及皮肤皲裂等；粉尘进入外耳道混在皮脂中，可形成耳垢影响听力等。粉尘对机体影响最大的是对呼吸系统的损害，会引起上呼吸道炎症、肺炎（如锰尘）、肺肉芽肿（如铍尘）、肺癌（如石棉尘、砷尘）、尘肺（如二氧化硅等粉尘）以及其他职业性肺部疾病等。

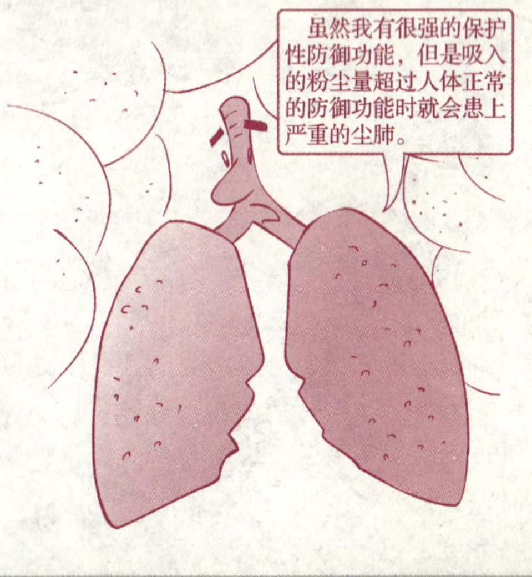

矽肺是尘肺中进展最快、最为严重，也最常见、影响面较广的一种职业病。

尘肺是由于在生产环境中长期吸入生产性粉尘而引起的以肺弥漫性间质纤维化改变为主的全身性疾病。它是职业性疾病中影响面最广、危害最严重的一类疾病。尘肺病主要表现为以下12类。

（1）矽肺，吸入高浓度游离二氧化硅粉尘所致。

（2）煤工尘肺，吸入游离二氧化硅含量较低的煤尘所致。

（3）石墨尘肺，吸入石墨粉尘所致。

（4）碳墨尘肺，吸入炭黑粉尘所致。

（5）石棉肺，吸入石棉粉尘所致。

（6）滑石肺，吸入滑石粉尘所致。

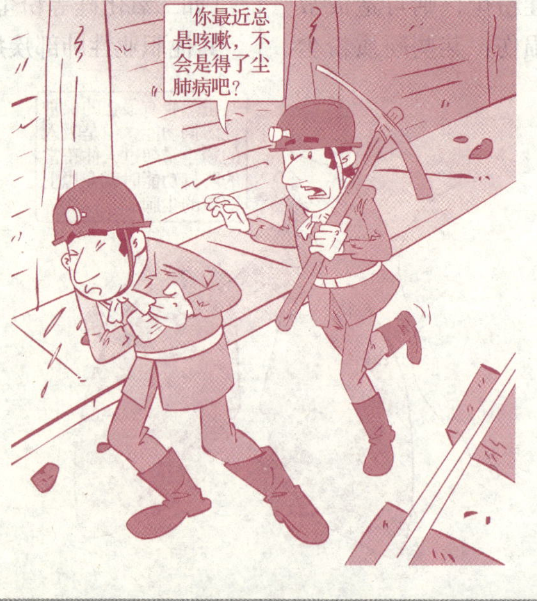

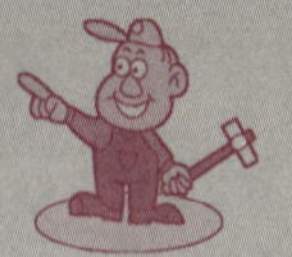

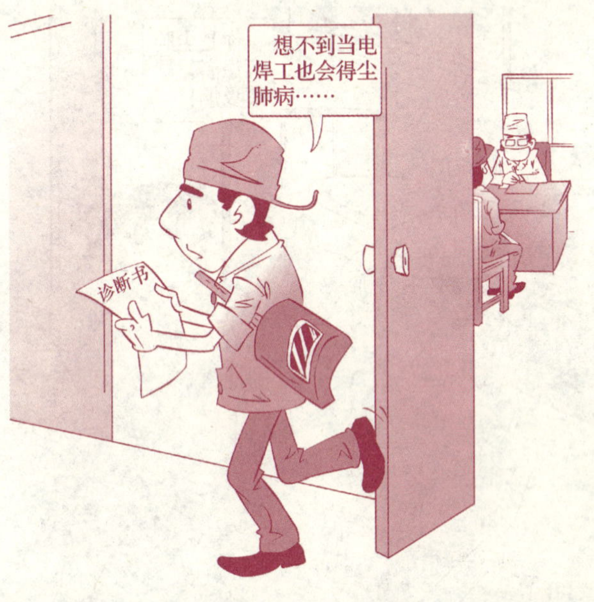

（7）水泥尘肺，吸入成品水泥粉尘所致。

（8）陶工尘肺，属于混合尘肺，吸入粉尘性质较杂，主要为含高岭土和一定量的游离二氧化硅粉尘。

（9）云母尘肺，吸入含有一定量游离二氧化硅云母的粉尘后所致。

（10）铝尘肺，长期吸入金属铝粉或氧化铝粉尘所致。

（11）电焊工尘肺，长期吸入电焊时产生的烟尘所致。其粉尘成分与使用的焊条成分有关，属于混合性尘肺。

（12）铸工尘肺，吸入含游离二氧化硅量很低的黏土、石墨、石灰石、滑石等混合性粉尘所致。

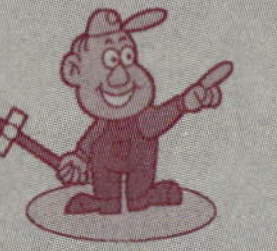

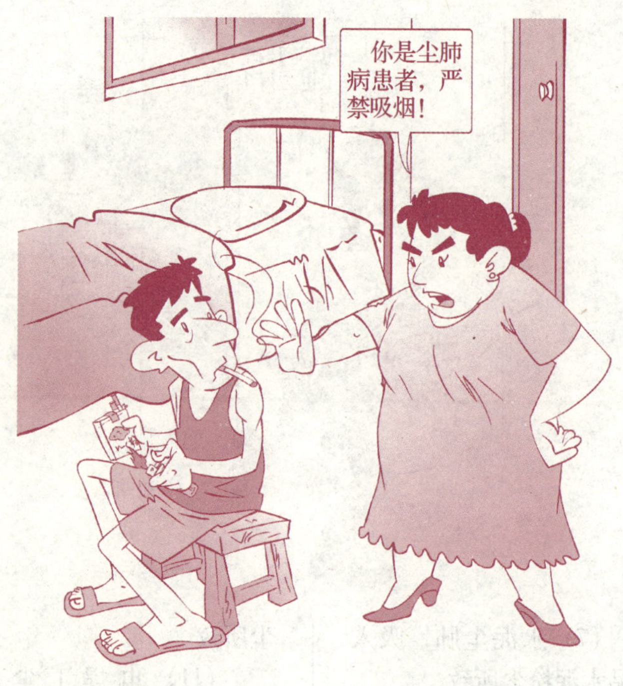

尘肺病患者一旦确诊，应立即脱离接触，并做劳动能力鉴定，即根据患者全身状况、X射线诊断分期及结合肺功能代偿功能确定，安排适当工作或休息。此外，应教育患者戒烟、戒酒，增加营养，并进行治疗和适当的体育锻炼以及自我保健，增强体质。

不满18周岁以及有下列疾病者不得从事接尘工作：活动性肺结核；严重的慢性呼吸系统疾病，如萎缩性鼻炎、支气管哮喘等；严重影响肺功能的胸部疾病，如弥漫性肺纤维化、肺气肿等；严重的心血管系统疾病。

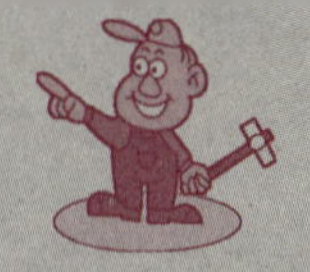

接触粉尘的工人应定期体检，体检的目的是及时发现可疑尘肺、已经患尘肺的患者，并观察病情变化，对其他与粉尘作业有关的疾病也能及时发现。发现患有尘肺和不宜从事粉尘作业的职业性疾病时，应立即调离接尘岗位。尘肺病患者在脱尘前还要进行一次健康检查，记入职业病病历，拍摄胸片，为今后随访观察保存档案资料。

尘肺病患者在离岗后需进行医学随访检查，包括企业的下岗职工患者。随访时间的长短根据尘肺病的临床特点、劳动者从事该工作的时间长短、工作场所有害因素的浓度等因素综合考虑确定。

鉴于你的身体情况，公司决定给你换个工作岗位。

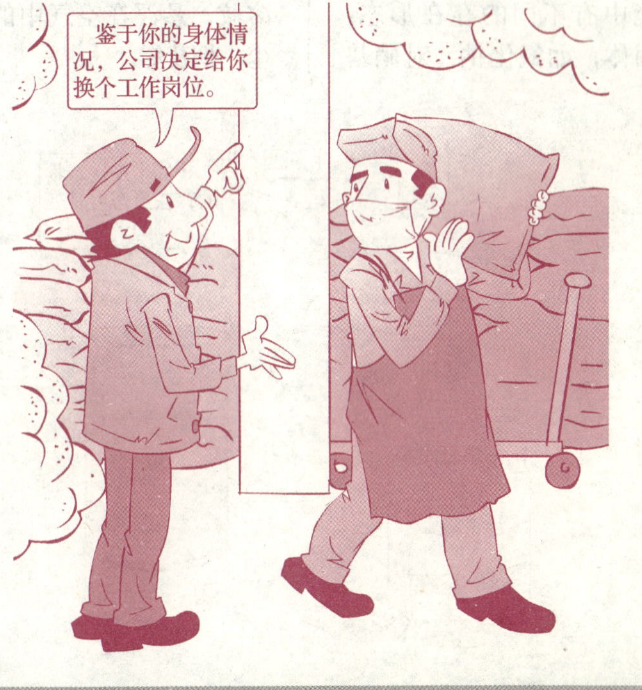

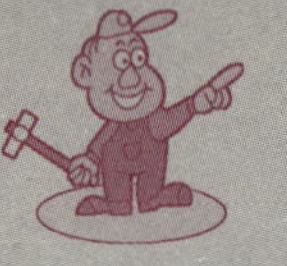

2. 化学毒物与职业中毒

进入人体后，能与机体组织发生化学或者物理化学作用，并能引起机体暂时性或永久性病理状态的物质，称为毒物。生产性毒物是指生产过程中使用、产生并能引起人体损害的化学物质。

生产性毒物在生产环境中有不同的存在形态：固体，如氰化钠、对硝基氯苯；液体，如苯、汽油等有机溶剂；气体，如二氧化硫、氯气等。蒸气，如喷漆作业中的苯、汽油、醋酸酯类等的蒸气；粉尘，如炸药厂的三硝基甲苯粉尘；烟（尘），如熔炼铅所产生的铅烟，熔钢、铸铜时产生的氧化锌烟；雾，如喷洒农药时的药雾、喷漆时的漆雾；气溶胶，悬浮在空气中的粉尘、烟及雾。

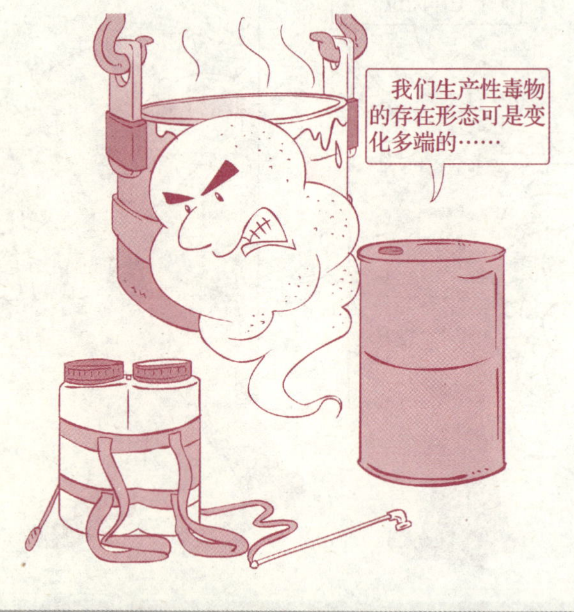

我们在工农业生产中，接触到生产性毒物的机会是相当多的，情况也比较复杂，必须平时对毒物的特性及生产条件有所了解，充分了解自身接触生产性毒物的机会，才能有效地加以预防。

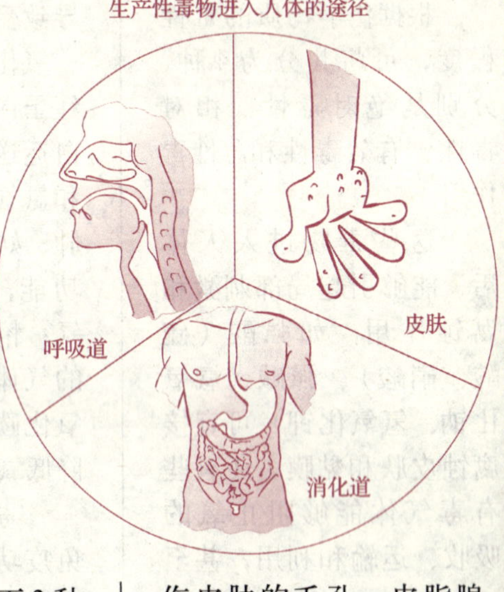

生产性毒物进入人体主要有以下3种途径。

(1) 呼吸道。这是最常见和主要的途径。凡是以气体、蒸气、粉尘、烟、雾形态存在的生产性毒物，在防护不当的情况下，均可经呼吸道侵入人体，而且人的整个呼吸道都能吸收毒物。

(2) 皮肤。皮肤是某些毒物吸收进入人体的途径之一。毒物可通过无损伤皮肤的毛孔、皮脂腺、汗腺被吸收进入血液循环。

(3) 消化道。在生产环境中，单纯从消化道吸收而引起中毒的机会比较少见。往往是由于手被毒物污染后，直接用污染的手拿食物吃，从而造成毒物随食物进入消化道。如手工包装敌百虫等农药时，可能引起毒物经消化道吸收。

根据化学物质的毒性程度，可将其分为4种，分别是绝对毒性、相对毒性、有效毒性和急性毒作用。

这些毒物进入人体后，能够引起局部刺激和腐蚀作用，如强酸（硫酸、硝酸）、强碱（氢氧化钠、氢氧化钾）可直接腐蚀皮肤和黏膜。还有些有毒气体能够阻止氧的吸收、运输和利用，甚至导致受害者当场死亡，如一氧化碳吸入后很快与血红蛋白结合，影响血红蛋白运送氧气；刺激性气体和氯气吸入后可形成肺水肿，妨碍肺泡的气体交换功能，使其不能吸收氧气；惰性气体或毒性较小的气体如氮气、甲烷、二氧化碳，会由于在空气中降低氧分压而使人窒息。

毒物还能改变机体的免疫功能，干扰机体免疫系统，致使机体免疫力低下，使人体更容易患上其他相关的疾病。

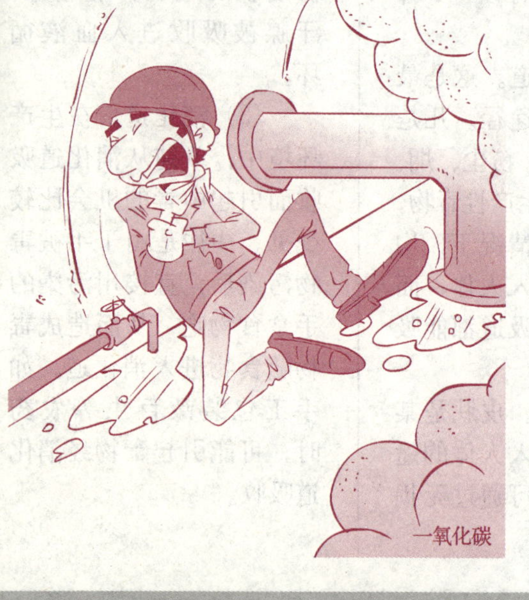

很多毒物还通过使机体酶系统的活性受到抑制，从而发生日常人们所说的“三致”，即致癌、致畸、致突变。

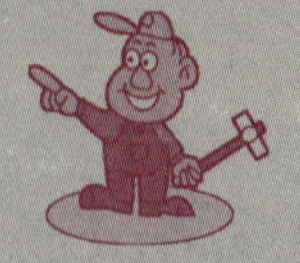

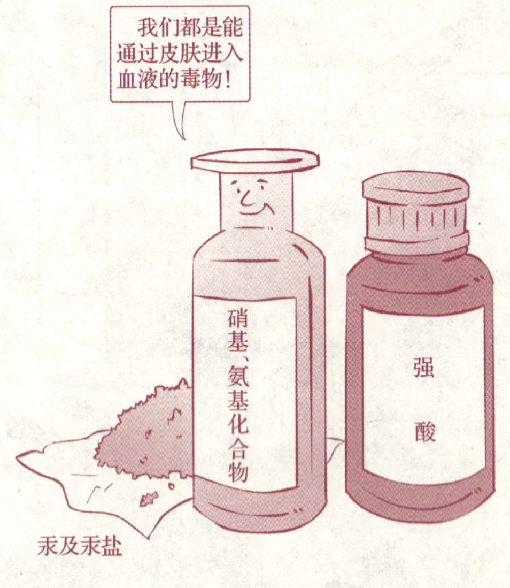

根据《高毒物品目录》，我国将氨、苯、汞、碳酰氯（光气）、黄磷、甲醛、铅（尘/烟）、砷化氢、石棉、铊等共54种化学物质列为高毒物质。这些高毒物质具有一些共同的特征，如毒性强、危害大；易导致人体急、慢性中毒，尤其是急性中毒或者亚急性中毒；接触或者吸收一定的量之后，很多还能使人体发生癌变。

能经皮肤进入血液的毒物有以下3类。

（1）能溶于脂肪及类脂质，主要是芳香族的硝基、氨基化合物，金属有机铅化合物等。其次为苯、甲苯、二甲苯、氯化烃类，醇类也可以被皮肤吸收。

（2）能与皮肤中的脂酸根结合的物质，如汞及汞盐、砷的氧化物及盐类。

（3）具有腐蚀性的物质，如强酸、强碱、酚类及黄磷等。

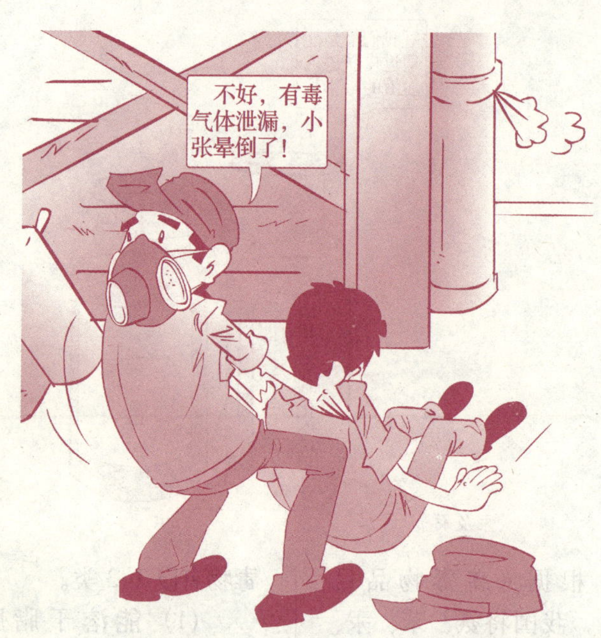

在工业生产环境中，由于生产性毒物引起的从业人员中毒称为职业中毒。职业中毒的局部作用表现为引起皮肤黏膜的刺激和腐蚀作用；职业中毒的全身作用表现为接触部位以外的器官损害如缺氧和麻醉等全身损伤，以及肝、肾、血液等损害。

职业中毒可分为急性、亚急性和慢性3种临床类型：急性中毒是指毒物一次或在短时间（几分钟至数小时）大量进入人体而引起的中毒；慢性中毒是指毒物长期少量进入人体而引起的中毒，如慢性铅中毒；亚急性中毒发病情况介于急性和慢性之间，接触浓度较高时，一般在一个月内发病，也称亚慢性中毒，如亚急性铅中毒。

各种工业毒物的毒性作用特点不同。有些毒物在作业环境中，难以达到引起急性中毒的浓度，一般只有慢性中毒，如铅、锰、镉等金属毒物；有些毒物的毒性大，且易散发到车间空气中或污染作业人员的皮肤，往往引起急性中毒，如氯气、二氧化硫、二氧化氮、苯等；有些毒物在生产过程中易引起急性中毒，但通常它们在体内的蓄积作用不明显，如氰化氢、硫化氢、一氧化碳、二氧化碳等。

职业中毒可按工业毒物的化学名称来命名，如铅中毒、汞中毒、苯中毒等；可按工业毒物的类别来命名，如金属中毒，苯的氨基、硝基化合物中毒；也可按工业毒物的毒性作用来命名，如刺激性气体中毒、窒息性气体中毒等；还可按工业毒物的用途来命名，如有机溶剂中毒、农药中毒等。

生产性毒物的种类很多，可引起人体不同系统的损伤，甚至多系统损害，出现各种临床表现。而且同一毒物、不同中毒类型对人体的损害有时可累及不同的靶器官。以苯为例，急性苯中毒主要影响中枢神经系统；慢性苯中毒则主要引起造血功能损害。

生产性毒物侵害人体不同的系统或器官，由于受损系统或器官的不同，中毒者的表现也不同。

（1）神经系统。例如，慢性铅中毒的早期表现为头晕、失眠、记忆力减退、情绪不稳定、乏力等症状；急性汽油中毒的临床表现则是哭笑异常、易怒等；一氧化碳中毒后遗症的表现为痴呆、严重记忆力减退等。

（2）呼吸系统。例如，刺激性气体（氯气、氮氧化物、二氧化硫等）可引起咽炎、喉炎、气管炎、支气管炎等呼吸道病变，严重时可产生化学性肺炎、化学性肺水肿；汽油可引起胸闷、剧咳、咳痰、咯血等；氮氧化物、有机磷农药中毒可引起明显的呼吸困难、紫绀、剧咳；长期吸入砷和铬等可引起肺癌。

我是谁？
我是谁？……
哎……自从他患上慢性铅中毒后神智越来越不清楚了！

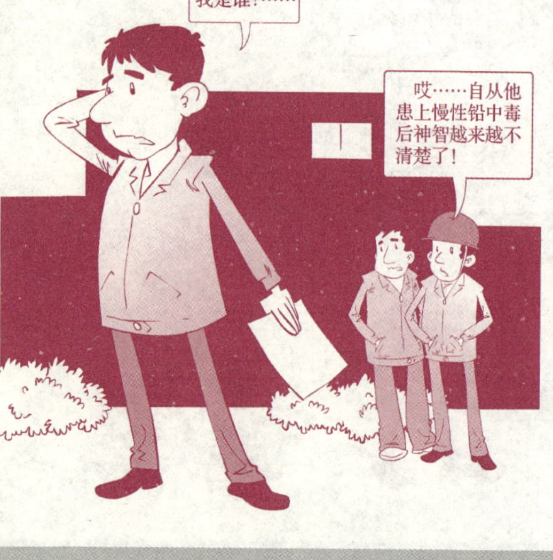

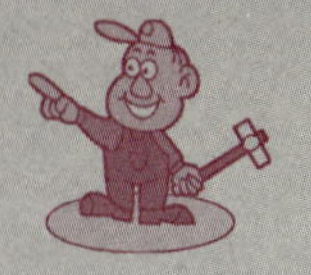

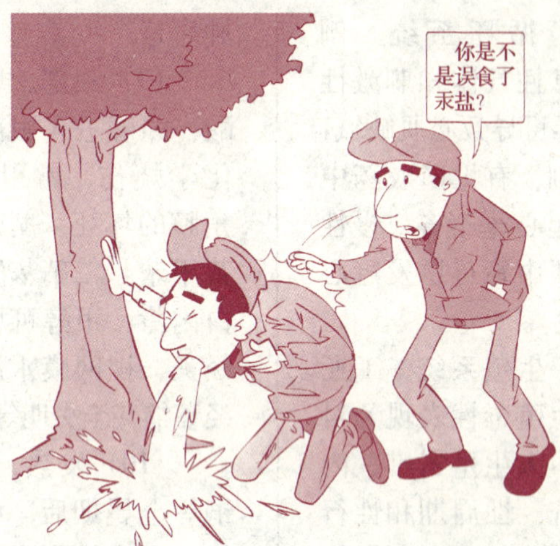

（3）血液系统。例如，铅可引起低色素性贫血；苯、三硝基甲苯可抑制骨髓造血功能，引起白细胞、血小板减少，甚至造成再生障碍性贫血；苯的氨基和硝基化合物、亚硝酸盐可引起高铁血红蛋白血症。

（4）消化系统。例如，经口进入人体的汞盐、三氧化二砷所致的急性中毒，可引起恶心、呕吐等症状；铅、汞中毒时，可见牙釉质脱落；慢性铅中毒时，经常出现脐周或全腹剧烈的持续性或阵发性绞痛等症状；工业毒物中许多亲肝毒物，如黄磷、砷、四氯化碳、氯仿、氯乙烯和三硝基甲苯及其他苯的氨基、硝基化合物等，均可引起急性或慢性肝损伤，其症状和体征与病毒性肝炎相似。

（5）泌尿系统。例如，铅、汞、镉、砷及砷化物、四氯化碳、乙二醇、苯酚等均可引起肾损伤，但其致病机理各不相同；β-萘胺和联苯胺可诱发膀胱癌。

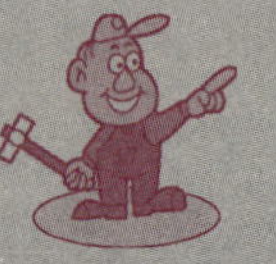

（6）循环系统。例如，窒息性气体和刺激性气体中毒可导致心肌缺氧；有机溶剂、有机磷农药中毒可引起心律不齐；慢性二硫化碳中毒可诱发冠心病的发生。

（7）生殖系统。工业毒物的生殖毒性表现为对接触者本人生殖器官、内分泌系统、性周期和性行为、生育能力、妊娠结果、分娩过程等方面的影响，还可引起胎儿畸形、发育迟缓、功能缺陷甚至死亡等。

（8）皮肤。职业性皮肤病占职业病总数的40%～50%，其致病涉及因素很多，其中化学因素占90%以上，例如化学灼伤、接触性皮炎、职业性痤疮、皮肤肿瘤等。

（9）眼部。腐蚀性强酸、强碱进入眼部可引起化学烧伤，常引起结膜、角膜的坏死、糜烂；三硝基甲苯、二硝基酚可引起白内障；甲醇可引起视神经炎、视网膜水肿、视神经萎缩甚至失明等。

（10）发热。吸入锌、铜等金属烟后，可引起发热，称“金属烟尘热”。吸入聚四氟乙烯的热解物可产生“聚合物烟尘热”。

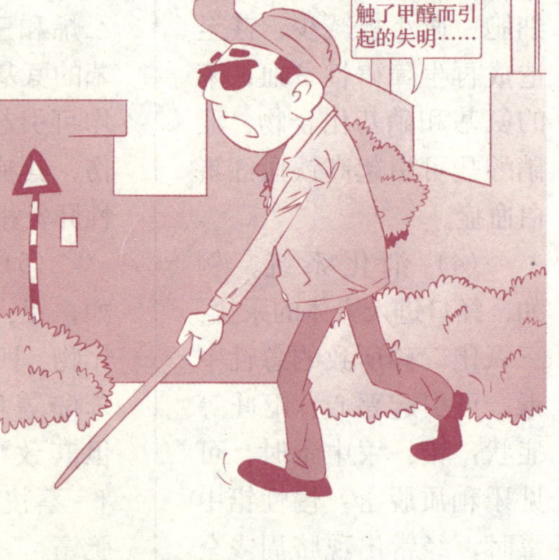

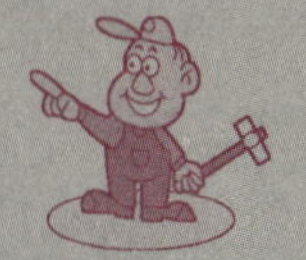

3. 物理有害因素及其导致的职业病

在生产和工作环境中，与劳动者健康密切相关的物理因素包括气象条件（气温、气湿、气流、气压）、噪声和振动、电磁辐射（如可见光、紫外线、红外线、射频辐射、激光）、电离辐射（如α射线、β射线、γ射线、X射线等）等。与化学因素相比，物理因素具有如下一些特点：

（1）作业场所常见的物理因素中，除了激光是由人工产生之外，其他因素在自然界中均存在。正常情况下，有些因素不但对人体无害，反而是人体生理活动或从事生产劳动所必需的，如气温、可见光等。

（2）每一种物理因素都有特定物理参数，如表示气温的温度、振动的频率、电磁辐射的能量或强度等。物理因素对人体造成的危害以及危害程度的大小，与这些参数密切相关。

你能让它们一一对应上吗？
频率 温度
能量 振动
气温 电磁辐射

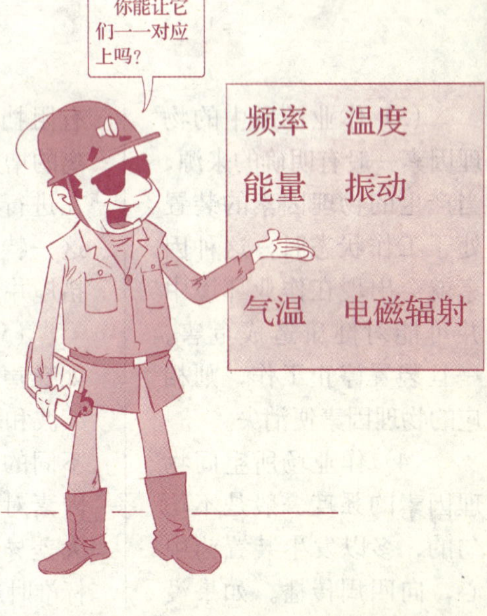

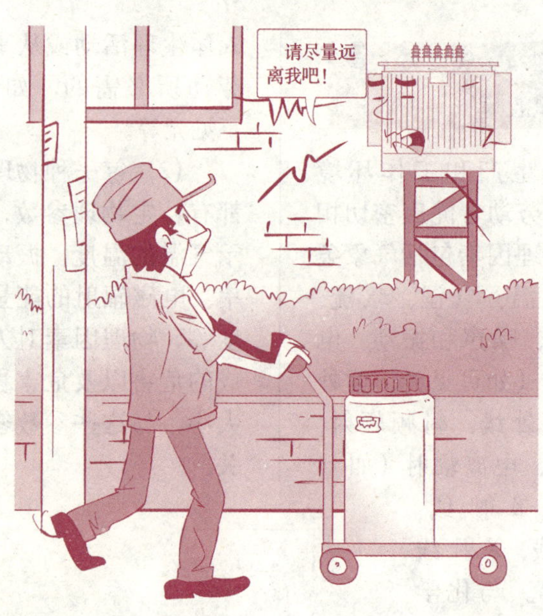

（3）作业场所中的物理因素一般有明确的来源，当产生的物理因素的装置处于工作状态时，这种因素就会出现在作业环境中并可能对健康造成危害。一旦装置停止工作，则相应的物理因素便消失。

（4）作业场所空间物理因素的强度一般是不均匀的，多以发生装置为中心，向四周传播。如果没有阻挡，物理因素随着距离的增加呈指数关系衰减。在进行现场评价时要注意这一特点，注意采取保护措施并充分加以利用。

（5）有些物理因素，如噪声、微波等，可有连续波和脉冲两种传播形式。不同的传播形式使得这些因素对人体危害程度有较大差异，因此在制定卫生标准时应分别加以考虑。

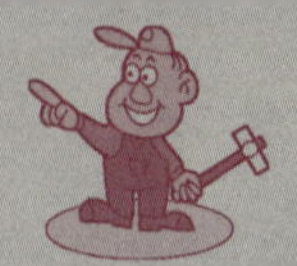

（6）在许多情况下，物理因素对人体的损害效应与物理参数不呈直线关系，而是常表现为在某一强度范围内对人体无害，高于或低于这一范围，才对人体产生不良影响，并且影响的部位和表现形式可能完全不同。例如正常气温对人体生理功能是必需的，而高温可引起中暑，低温可引起冻伤或冻僵；高气压可引起减压病，低气压可引起高山病等。

根据上述特点，对物理因素除了研究其不良影响外，还应当研究其“适宜”的范围，如最适宜的温度范围，以便创造良好的工作环境。

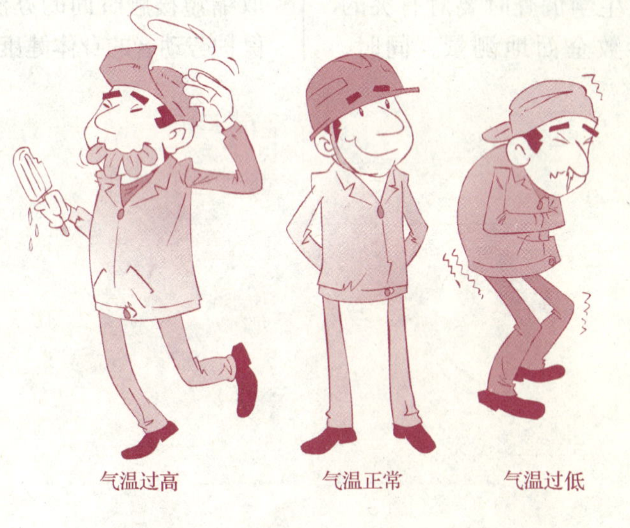

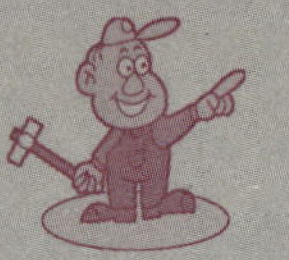

除某些放射性物质进入人体可以产生内照射外，绝大多数物理因素在脱离接触后，体内便不再残留。因此，对物理因素所致损伤或疾病的治疗，不需要采用“驱除”或“排除”的方法，而主要是针对损害的组织器官和病变的特点采取相应的治疗措施。

根据物理因素的特点，对作业场所进行劳动卫生学调查时要对有关的参数全面地测量。同时，针对物理因素采取预防措施时，不是设法消除这些因素，也不是将其降到越低越好，而是设法将这些因素控制在正常范围内，条件允许时使其保持在适当范围则更好。如果由于某些原因，作业场所的物理因素超出正常范围且对人体健康构成危害，而采取技术措施和个人防护又难以达到要求时，需要采取缩短接触时间的办法以保护劳动者的身体健康。

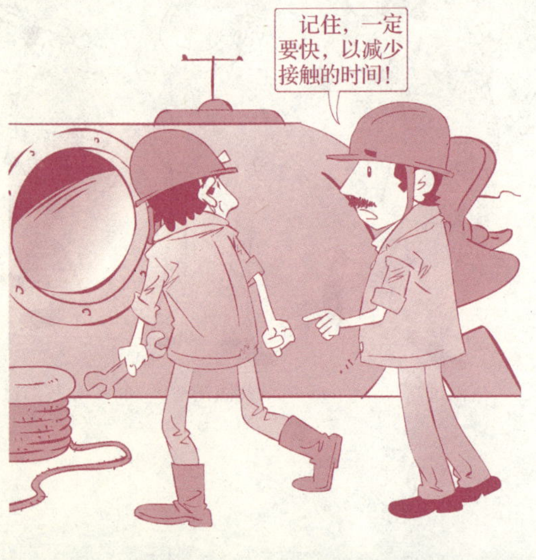

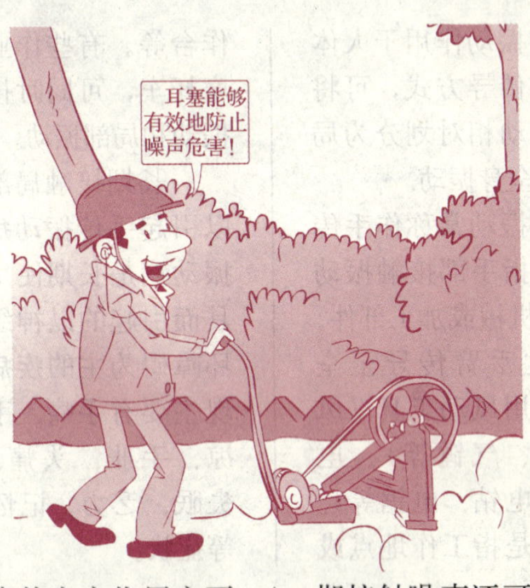

噪声的有害作用主要是对听力系统的损害。噪声作用初期，受害人听力下降，这是保护性反应；强噪声作用下，可导致永久性听力下降，内耳感音细胞遭损伤，引起噪声性耳聋；极强噪声可导致听力器官发生急性外伤，即爆震性耳聋。

长期接触噪声可导致大脑皮层兴奋和抑制功能的平衡失调，出现头痛、头晕、心悸、耳鸣、疲劳、睡眠障碍、记忆力减退、情绪不稳定、易怒等。长期接触噪声还可引起其他系统的应激反应，如可导致心血管系统疾病加重，引起肠胃功能紊乱等。

加强劳动者个人防护是预防噪声性耳聋简单而易行的重要措施，防噪声危害的个人防护用品有防噪声耳罩、耳塞、帽盔。要定期对工人进行健康检查，重点查听力；就业前进行保健检查，以发现职业禁忌证；合理安排劳动与休息时间，实行工间休息制度，休息时要离开噪声源。

根据振动作用于人体的部位和传导方式，可将生产性振动相对划分为局部振动和全身振动。

局部振动常称作手传振动，是指手部接触振动的工具、机械或加工部件，振动通过手臂传导至全身，如使用风动工具（风铲、风镐、气锤等）、电动工具（电钻、电锯等）。全身振动是指工作地点或座椅的振动，人体足部或臀部接触振动，通过下肢或躯干传导至全身，如驾驶拖拉机、汽车、火车、飞机等，在作业台如钻井平台、振动筛操作台等。有些作业如驾驶摩托车，可同时接触全身振动和局部振动。

长期接触局部振动可以引起手传振动病。手传振动病是长期使用振动工具而引起的以神经末梢循环障碍为主的疾病。其表现主要有手痛、手麻、手凉、手胀、头痛、头昏、失眠、乏力、记忆力减退等症状。

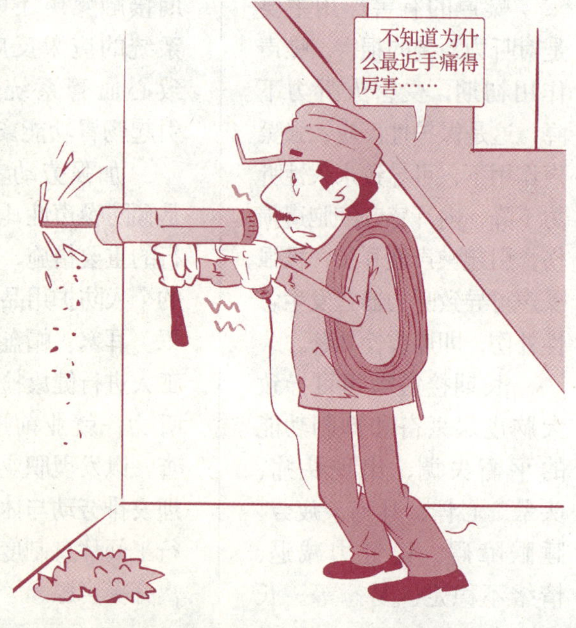

天气太热，我早点儿起，晚点儿走，中午多休息一会儿。

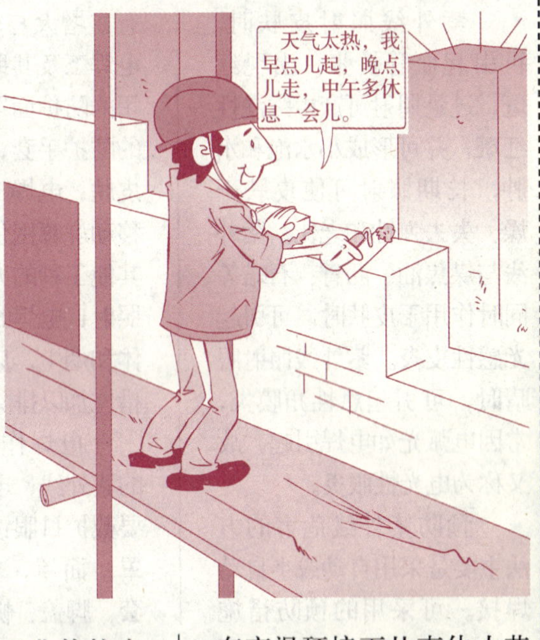

高温作业是指在高气温或高温、高湿或强热辐射条件下进行的作业。高温、强热辐射作业，如冶金工业的炼焦、炼铁、轧钢等车间的作业；机械制造工业的铸造、锻造等车间的作业；陶瓷、玻璃、搪瓷、砖瓦等工业的炉窑车间的作业；火力发电厂和轮船的锅炉间等的作业。高温、高湿作业，如印染、造纸等工业中液体加热或蒸煮时，车间气温可达35℃以上，相对湿度90%以上。

高温一般会使体表丧失散热功能，造成体温调节紊乱，主要危害是引起中暑。预防中暑的方法：在高温环境下从事体力劳动的工人，在劳动前和劳动期间应注意休息、饮水、每日摄盐15 g左右；除了在热适应的头几天外，过量的盐负荷是有害的，因可致钾丢失；气温特高时，可更改作息时间，早出工、晚收工而延长午休时间，以免因出汗过多、血容量减小而影响散热；在工作现场要增加通风降温设备。

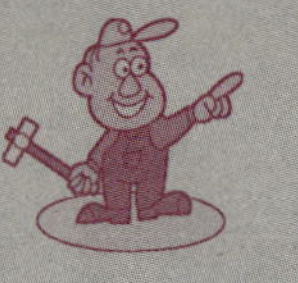

紫外线照射皮肤时，可引起血管扩张、出现红斑，过量照射可产生弥漫性红斑，并可形成小水泡和水肿，长期照射可使皮肤干燥、失去弹性和老化。紫外线与煤焦油、沥青、石蜡等同时作用于皮肤时，可引起光感性皮炎。紫外线照射眼睛时，可引起急性角膜炎，常因电弧光如电焊引起，故又称为电光性眼炎。

预防紫外线危害的方法主要是采用自动或半自动焊接。可采用的预防措施有：增大与辐射源的距离；电焊工及其助手必须佩戴专用的防护面罩或眼镜及适宜的防护手套，不得有裸露的皮肤；电焊工操作时应使用移动屏幕围住作业区，以免其他工种的人员受到紫外线照射；电焊时产生的有害气体和烟尘，应采取局部排风措施加以排除。

电焊作业会接触大量的紫外线，电焊工工作时除要戴护目眼镜外，还应戴口罩、面罩，穿戴好防护手套、脚盖、帆布工作服。

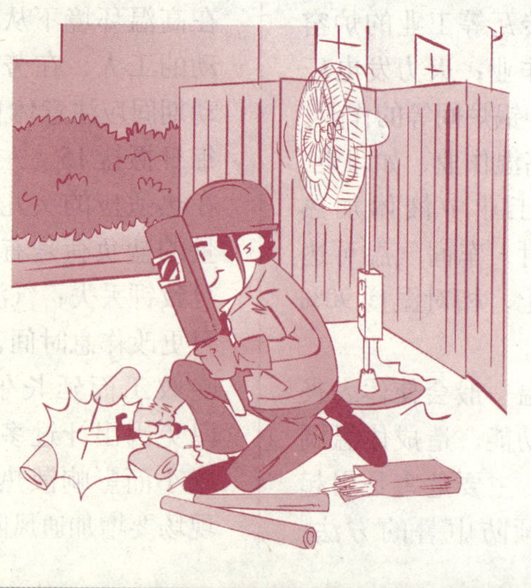

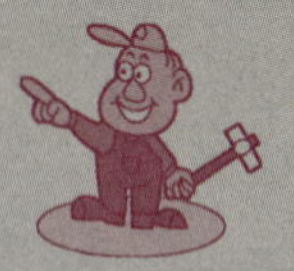

电离辐射是一切能引起物质电离的辐射总称，包括α射线、β射线、γ射线、X射线、中子射线等，生产上述测料位用的料位仪、X射线探伤及测厚仪、测水分用的中子射线、医学上用的X射线诊断机、γ射线治疗机、核医学用的放射性同位素试剂都会产生电离辐射。

你得了暂时性不育症，今后工作中一定要注意防辐射呀……

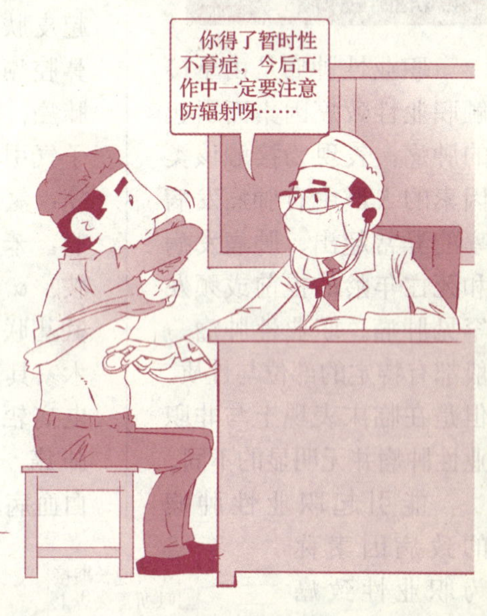

电离辐射以外照射和内照射两种方式作用于人体，局部急性电离辐射可产生局部急性损伤，如暂时性或永久性不育、白细胞暂时减少、造血功能障碍等；慢性放射病是在较长时间内接受一定剂量的辐射而引起的，如慢性皮肤损伤、造血功能障碍、生育能力受损、白内障等。

电离辐射的防护工作一般分为内、外防护两部分，外防护除控制放射源外，主要从时间、距离和屏蔽3个方面进行；内防护主要有围封隔离、除污保洁和个人防护3个环节。

4. 职业性肿瘤

职业性肿瘤是由于接触职业性致癌因素而引起的肿瘤，表现为接触该类因素的人群中有肿瘤发病率的异常超出，肿瘤发病和死亡年龄的提前或频发罕见肿瘤。职业性肿瘤一般都有特定的部位与性质，但是在临床表现上与非职业性肿瘤并无明显的不同。

能引起职业性肿瘤的致病因素称为职业性致癌因素，常见为化学因素。目前国际上已公认的职业性致癌因素有：燃煤烟灰、页岩润滑粉、切削油引起阴囊癌；沥青、煤焦油引起皮肤癌；焦炉煤气、铬酸盐、氯甲醚引起肺癌；无机砷酸盐引起皮肤癌、肺癌；镍引起鼻腔癌、肺癌；石棉引起肺癌、胸腹膜间皮瘤；芥子气引起肺癌、上呼吸道癌；氯乙烯引起肝血管肉瘤；苯引起白血病；β萘胺、α萘胺、联苯胺、4-氨基联苯引起膀胱癌；硬木家具工艺易引起鼻窦癌；电离辐射（放射线）引起肺癌、皮肤癌、骨肉瘤、白血病。

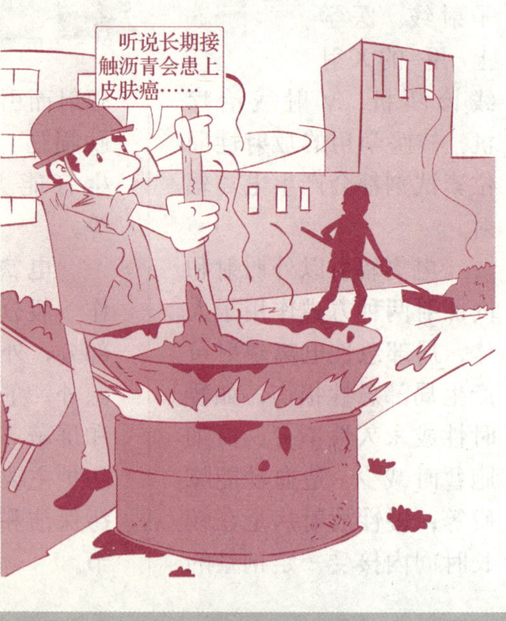

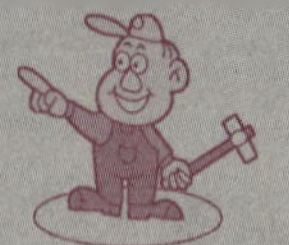

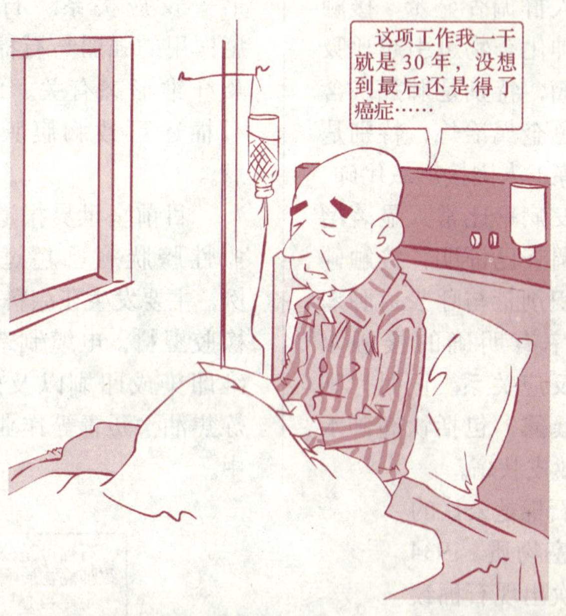

职业性肿瘤一般具有如下特点。

（1）职业性肿瘤有明确的病因可寻。

（2）职业性肿瘤发病率较其他职业病低，但很少有规律性。

（3）与特定的接触毒物方式有关，如吸入不溶性的镍化物有致癌性，而可溶性的镍盐则没有致癌性。

（4）职业性肿瘤有固定的癌变部位。

（5）通常在接触职业性致癌因素15～20年发病，最短者要2～5年，长者可达30～40年。

（6）职业性肿瘤的细胞类型和病变过程也有相对的规律，职业性肿瘤一旦发生，即按其自身规律发展，很难自愈，故应及早治疗。

职业病危害预防（第二版）

人群调查显示，接触无机砷化合物可引起呼吸道肿瘤，特别是肺癌。含砷有色金属冶炼，特别是铜冶炼工人因接触氧化砷，肺癌发病率比常人显著增高。调查已证明，接触砷的累积剂量与呼吸道肿瘤死亡率有明确的接触水平—反应关系。同时，砷化物暴露，包括饮高砷水还可致皮肤癌。

石棉是公认的致肺癌物质，1934年首次出现石棉致癌的报道，1955年石棉致癌被确认。在其后大量的调查研究中，证明肺癌是威胁石棉工人健康的一种主要疾病，占石棉工人总死亡的20%。石棉致肺癌从接触石棉至发病的潜伏期约为20年，并呈明显的接触水平—反应关系。石棉致癌作用的强弱与石棉种类及纤维形态有关。此外，石棉还可致胸腹膜间皮瘤。

目前全世界报道的职业性膀胱癌已超过3 000例，主要发生在涂料化工、橡胶塑料、电缆制造、纤维印染或印刷以及煤气、炼焦油、沥青等作业工人中。

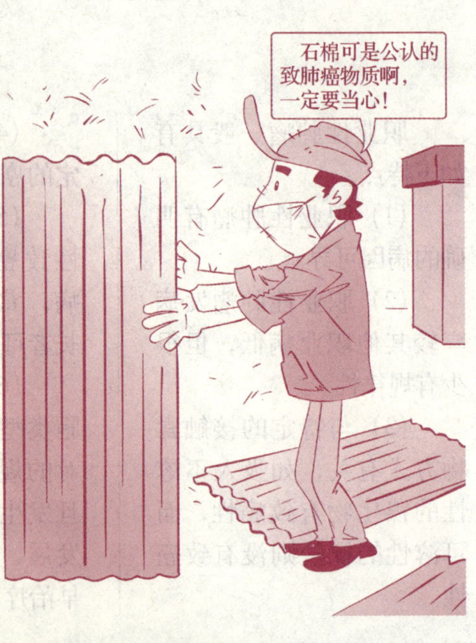

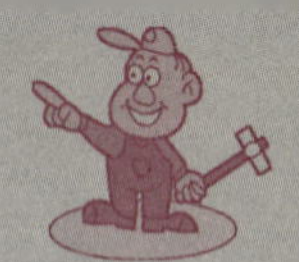

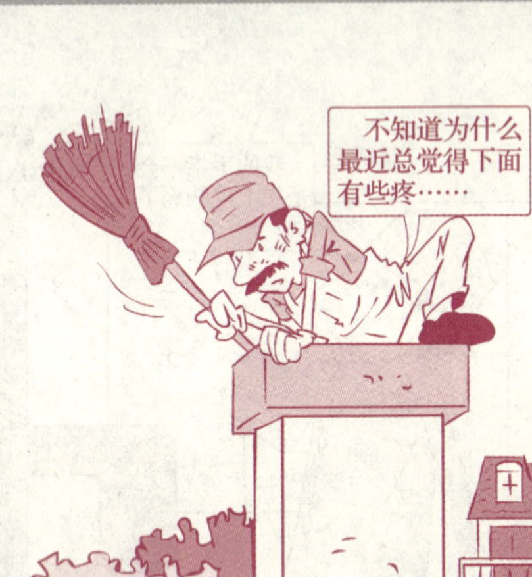

职业性皮肤癌是最早发现的职业性肿瘤，约占人类皮肤癌的10%。职业性皮肤癌与致癌物的关系往往是最直接、最明显的，经常发生在暴露部位和接触局部。最早发现的皮肤癌是扫烟囱工人的阴囊皮肤癌，它是由于阴囊皮肤直接接触煤焦油类物质所引起，也可由乳头状瘤发展而成，并以扁平细胞角化癌较为常见。

页岩油、煤焦油、沥青、木馏油等在引起职业性皮肤癌前可出现癌前皮损，表现为接触部位产生煤焦油黑变病、痤疮和乳头状瘤（或称“煤焦油软疣”），最常见于面、颈、前臂和阴囊。其他前驱性皮损还表现为皮肤炎症、红斑疹、指甲变形、白斑症、角化过度和局限性侵蚀性溃疡等。

接触无机砷化物可诱发皮肤癌。早期表现为四肢及面部皮肤出现过度角化、色素沉着、溃疡形成、表皮内鳞癌。这些变化可能属于癌前病变，可发展成扁平细胞角化癌或腺癌。

我的手指不会是患上皮肤癌了吧？！
勿直接接触！
高浓度苯

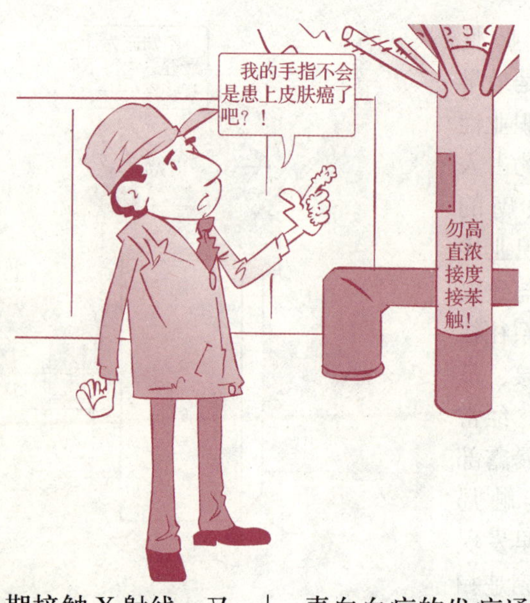

长期接触X射线，又无适当防护的工作人员患皮肤癌的概率增多，潜伏期为4～17年，多见于手指。

接触高浓度苯可引起白血病，多数出现在接触苯后数年至20年，短者仅4～6个月，长者可达40年。苯中毒白血病以急性粒细胞性白血病最常见，也可引起较罕见的红白血病。值得注意的是，苯中毒白血病的发病通常继发于全血细胞减少或再生障碍性贫血之后。我国报道的白血病病例，在发病前多出现血细胞减少或再生障碍性贫血。近年发现，如对全血细胞降低的患者做骨髓检查，也有可能检查出是属于一种周围血细胞减少的白血病。因此，加上周围血细胞减少性白血病，由苯中毒发展为白血病的实际病例就更多了。

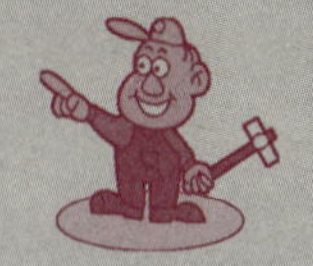

5. 职业性传染病

职业性传染病主要是由生物性病原微生物引起的，其与非职业性传染病的不同特点主要是：流行病学特征及传染源均与职业因素有关，是在生产过程中接触病源而发病的。虽然职业性传染病的接触行业范围较有限，但由于病情特殊，因此，应重视对接触工人进行个人卫生防护及病源传播知识的教育，保护工人健康，这是预防职业性传染病的一项重要措施。目前发现的职业性传染病大都是由各种微生物病菌引起的，常见的有炭疽病、森林脑炎、布氏杆菌病等三种类型。

炭疽病是炭疽杆菌所引起的急性传染病。本病常因皮肤直接接触带有炭疽杆菌的牛、马、羊、骆驼等病、死牲畜及其皮毛而感染，也可因为吸入炭疽杆菌芽孢的灰尘或食用了染菌的肉类而得病。当牧场、屠宰场、牛奶厂的工人，皮毛搬运工、加工工人以及兽医等在工作中被感染发病时，称为职业性炭疽病。

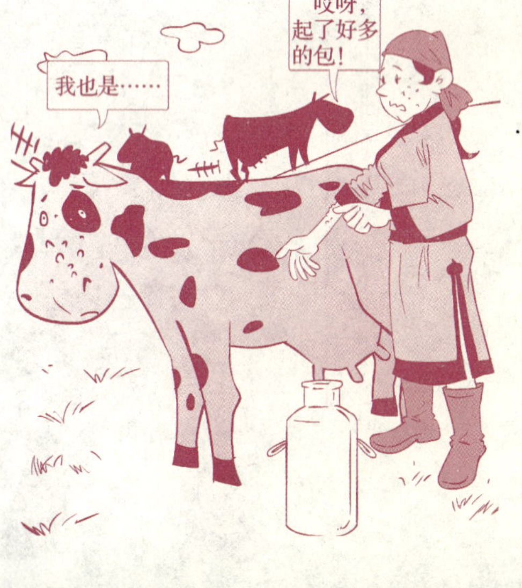

森林脑炎又称苏联春夏脑炎或远东脑炎，是由森林脑炎病毒经硬蜱媒介所致自然疫源性急性中枢神经系统传染病。森林脑炎的临床特征是突然高热、意识障碍、头痛、上肢与颈部及肩胛肌瘫痪，后遗症多见。

布氏杆菌是一种由布氏杆菌属引起的传染病，主要由动物传染给人，潜伏期为2～4周。急性布氏杆菌病的特征为发热、败血症。这种职业性传染病如果治疗不及时，症状可持续数月，并伴有关节、肠、脑膜的炎症反应，急性感染后，可迅速或数日以至数年转为慢性布氏杆菌病。也有的病例，急性期并不明显就直接过渡到慢性期，主要引起关节、肠的损害，自觉症状为体弱无力、精神不佳。布氏杆菌病在我国发病率较低，治疗以抗菌治疗及对症处理为主。

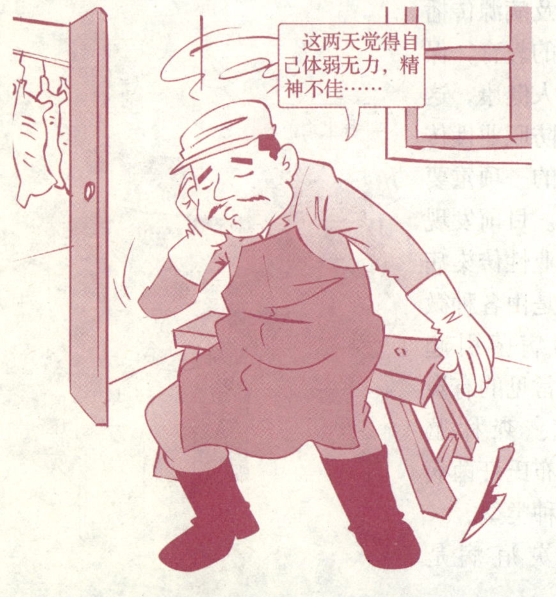

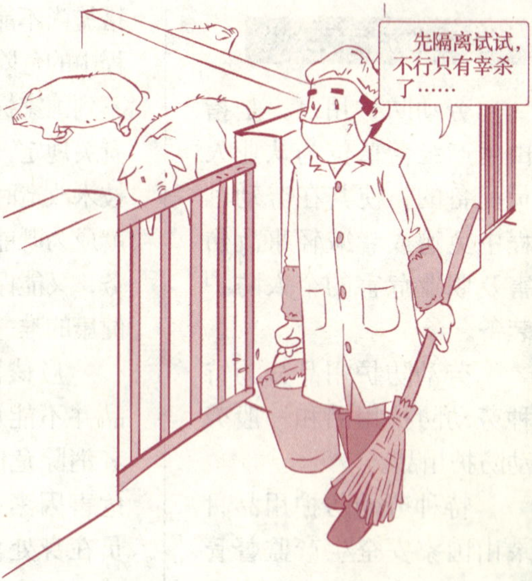

预防职业性传染病，除运用预防职业病的常规措施外，还要运用预防传染病的常规措施，这些措施包括以下内容。

（1）要注意管理传染源。对患者和病原体携带者实施管理，要求早发现，早诊断，早隔离，积极治疗患者；对动物传染源，有经济价值的野生动物及家畜，应隔离治疗，必要时宰杀，并加以消毒，无经济价值的野生动物发动群众予以捕杀。

（2）要有效切断传播途径。要根据传染病的不同传播途径，采取不同防疫措施：肠道传染病做好床边隔离，吐泻物消毒，加强饮食卫生及个人卫生，做好水源及粪便管理；呼吸道传染病应使室内开窗通风、空气消毒、个人戴口罩；虫媒传染病应有防虫设备，并采用药物杀虫、防虫、驱虫。

（3）要保护好易感人群。要提高人群抵抗力，有重点、有计划地为易感人群接种预防疫苗，提高人群特异性免疫力。

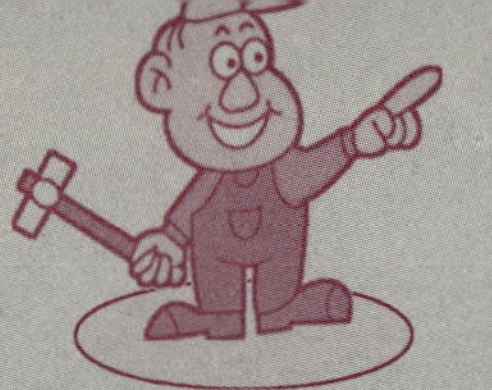

第四部分 劳动防护用品是职业病预防的重要防线

1. 劳动防护用品分类

劳动防护用品，是指由生产经营单位为从业人员配备的，使其在劳动过程中免遭或者减轻事故伤害及职业危害的个人防护装备。

劳动防护用品分为特种劳动防护用品和一般劳动防护用品。

特种劳动防护用品目录由国家安全生产监督管理总局确定并公布，未列入目录的劳动防护用品为一般劳动防护用品。

当劳动安全卫生技术措施尚不能消除生产劳动过程中的危险及有害因素，达不到国家标准、行业标准及有关规定，也暂时无法进行技术改造时，使用防护用品就成为既能完成生产劳动任务，又能保障劳动者安全与健康的唯一手段。

应该说，劳动防护用品并不能从源头上减少或者消除危险源或者说职业危害因素，但却是从业人员在身处危险环境下的最后一道安全屏障。正确使用佩戴劳动防护用品，对预防职业病有着非常重要的作用。

劳动防护用品是职业病预防的重要防线

劳动防护用品种类是很多的，要根据作业环境等实际情况选择使用。

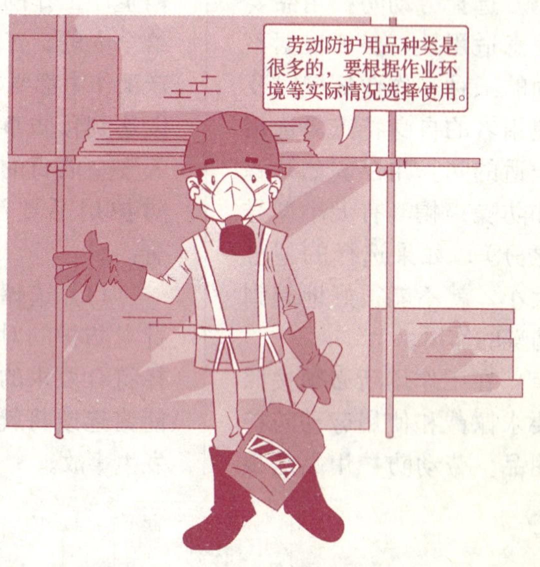

（1）以人体防护部位分类，劳动防护用品包括：头部防护用品，如防护帽、安全帽、防寒帽、防昆虫帽等；呼吸器官防护用品，如防尘口罩（面罩）、防毒口罩（面罩）等；眼面部防护用品，如焊接护目镜、炉窑护目镜、防冲击护目镜等；手部防护用品，如一般防护手套、各种特殊防护（防水、防寒、防高温、防振）手套、绝缘手套等；足部防护用品，如防尘、防水、防油、防滑、防高温、防酸碱、防振鞋（靴）及电绝缘鞋（靴）等；躯干防护用品，通常称为防护服，如一般防护服、防水服、防寒服、防油服、防电磁辐射服、隔热服、防酸碱服等。

（2）劳动防护用品还可以分为特种劳动防护用品与一般劳动防护用品。特种劳动防护用品是指使劳动者在劳动过程中预防或减轻严重伤害和职业危害的劳动防护用品，一般劳动防护用品是指除特种劳动防护用品以外的劳动防护用品。

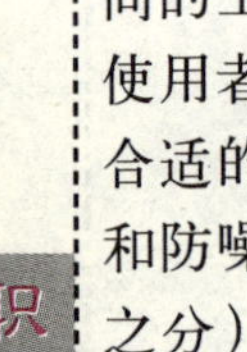

劳动防护用品是职业病预防的重要防线

选择劳动防护用品要注意适用性，必须根据不同的工种和作业环境以及使用者的自身特点等选用合适的防护用品。如耳塞和防噪声帽（有大小型号之分），如果选择的型号太小，就不能很好地起到防噪的作用。

在工作场所必须按照要求佩戴和使用劳动防护用品。劳动防护用品是根据生产工作的实际需要发给个人的，每个职工在生产工作中都要好好地应用，以达到预防事故、保障个人安全的目的。使用劳动防护用品要注意的问题有：

(1) 选择防护用品应针对防护的对象，正确选择符合要求的用品，绝不能错选或将就使用，以免发生事故。

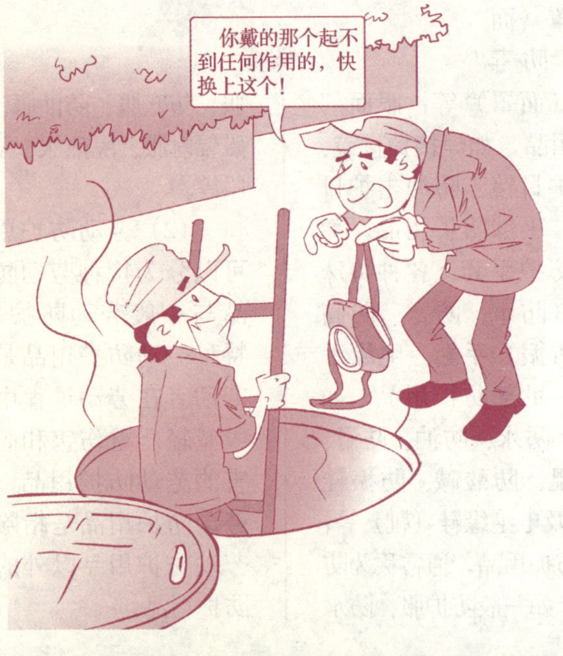

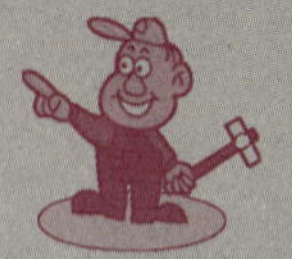

（2）对使用防护用品的人员应进行教育和培训，使其能充分了解使用的目的和意义，并学会正确使用。对于结构和使用方法较为复杂的用品，如呼吸防护器，应进行反复训练，使配备的人员能熟练地使用。用于紧急救灾的呼吸器，要定期严格检验，并妥善存放在可能发生事故的地点附近，以方便取用。

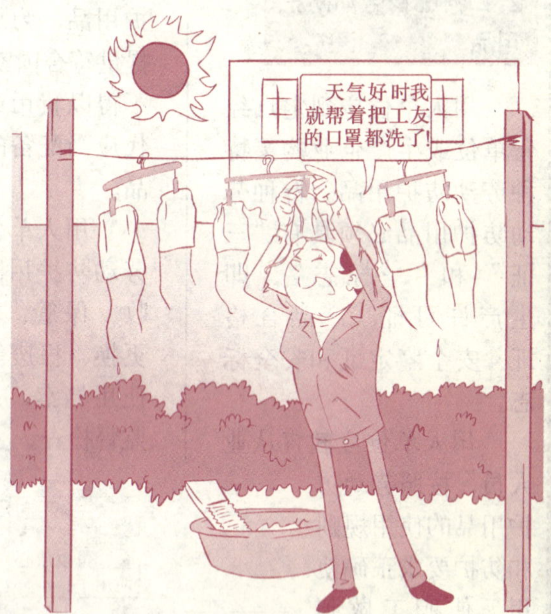

（3）妥善维护和保养防护用品，不但能延长其使用期限，更重要的是能保证用品的防护效果。耳塞、口罩、面罩等用后应用肥皂、清水洗净，并用药液消毒、晾干；过滤式呼吸防护器的滤料要定期更换，以防失效；防止皮肤污染的工作服用后应集中清洗。

（4）防护用品应有专人管理，负责维护保养，以保证充分发挥其作用。

2. 如何配备劳动防护用品

用人单位应到定点经营单位或生产企业购买特种劳动防护用品。特种劳动防护用品必须具有“三证”和“一标志”，即生产许可证、产品合格证、安全鉴定证和安全标志。

用人单位应教育从业人员，按照劳动防护用品的使用规则和防护要求正确使用，使职工做到“三会”：会检查劳动防护用品的可靠性，会正确使用劳动防护用品，会正确维护保养劳动防护用品。用人单位应定期进行监督检查。

用人单位应按照产品说明书的要求，及时更换、报废过期和失效的劳动防护用品，为从业人员免费提供符合国家规定的产品，不得以货币或其他物品替代应当配备的劳动防护用品。

用人单位应建立健全劳动防护用品的购买、验收、保管、发放、使用、更换、报废等管理制度和使用档案，并进行必要的监督检查。

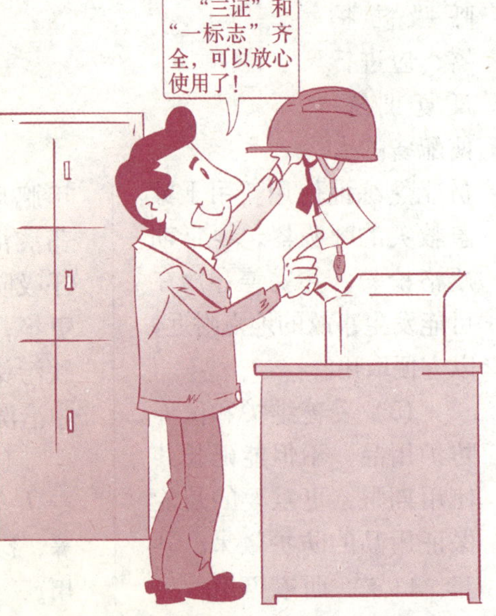

劳动防护用品是职业病预防的重要防线

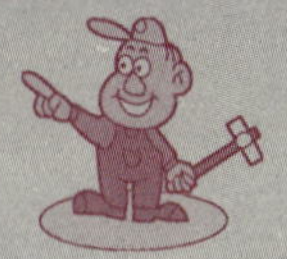

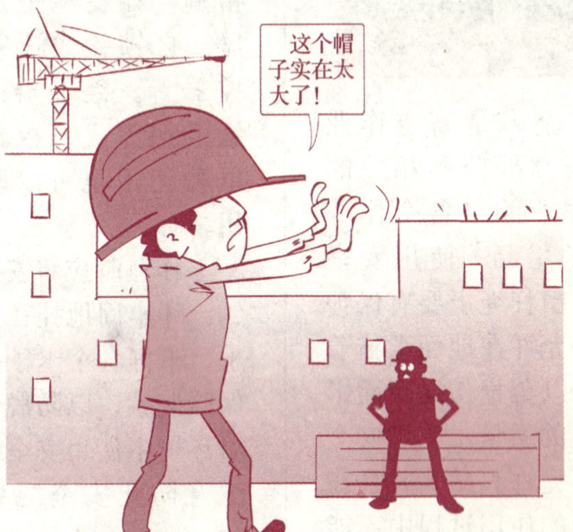

在 GB/T 11651—2008《个体防护装备选用规范》中对 38 种作业规定了如何选用防护用品（详细内容请参阅该国家标准），例如高处作业（如建筑安装架线，高崖作业旁悬吊、涂装，货物堆垒）应选用安全帽、安全带和防滑工作鞋；存在物体坠落、撞击的作业（如建筑安装、冶金、采矿、钻探、造船、起重、森林采伐）应选用安全帽和安全鞋。

如果有害物会伤害头部、耳、眼面、呼吸系统、手臂、身体、皮肤、足部等部位，应根据不同部位选用相对应的防护用品。

个人使用的防护用品只有与个人尺寸相匹配才能发挥最好的防护功能，因此，个体防护用品应有不同型号供使用者选用。

3. 常备劳动防护用品的使用

安全带是高空作业或者与高处坠落相关的危险作业的必备个体劳动防护用品。使用安全带时，围杆绳上要有保护套，不允许在地面上拖着绳走，以免损伤绳套而影响主绳的质量。使用安全绳时不允许打结，并且在安全绳的使用过程中不能随意将绳子加长，以避免潜在的危险。

不得私自拆换安全带上的各种配件，更换新件时，应选择合格的配件。单独使用3 m以上的长绳时应考虑补充措施，如在绳上加缓冲器、自锁钩或速差式自控器等。缓冲器、自锁钩或速差式自控器可以单独使用也可以联合使用。

作业时应将安全带的钩、环牢固地挂在系留点上，卡好各个卡子并关好保险装置，以防脱落。低温环境中使用安全带时应注意防止安全绳变硬割裂。

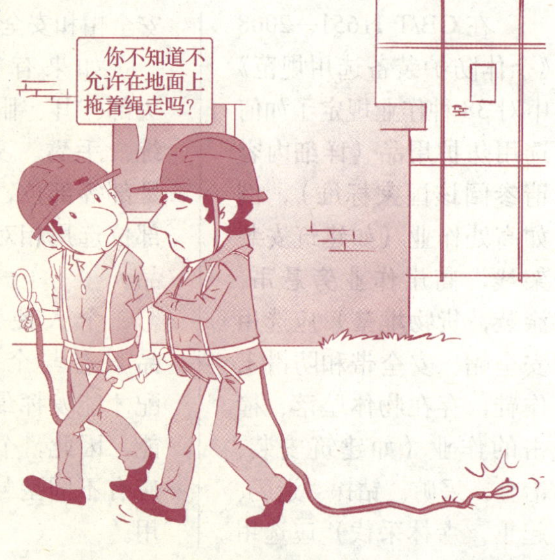

安全帽由帽壳、帽衬、下颏带、后箍等部件组成，其最重要的部分为帽壳和帽衬。良好的帽壳、帽衬材料，适宜的帽型与合理的帽衬结构相配合就能起到阻挡外来冲击物和缓解、分散、吸收冲击力的作用，从而保护佩戴者。

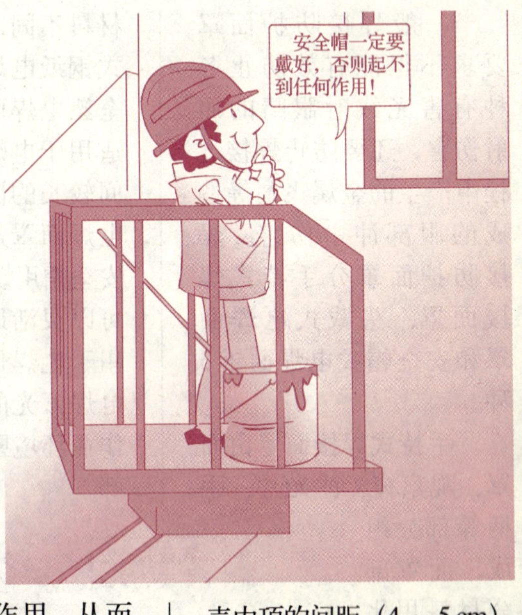

在使用安全帽时，首先检查安全帽的外壳是否破损（如有破损，其分解和削弱外来冲击力的性能就已减弱或丧失，不可再用），有无合格帽衬（帽衬的作用是吸收和缓解冲击力，若无帽衬，则丧失了保护头部的功能），帽带是否完好。

调整好帽衬顶端与帽壳内顶的间距（4～5 cm），调整好帽箍。安全帽必须戴正，如果戴歪了，一旦受到打击，起不到减轻对头部冲击的作用。

必须系紧下颏带，使安全帽牢固地戴在头部。如果不系紧下颏带，一旦发生构件坠落打击事故，安全帽就容易掉下来，导致严重后果。现场作业中，切记不得将安全帽脱下搁置一旁，或当坐垫使用。

一般焊接防护面罩要求不但能有效防止各种有害光线对眼睛的照射伤害，还要防止焊接过程中产生的金属飞屑等造成的眼部冲击伤害。焊接防护面罩分手持式焊接面罩、头戴式电焊面罩和安全帽式电焊面罩3种。

手持式焊接面罩由面罩、观察窗、滤光片、手柄等部分组成，面罩部分材料用化学钢纸或塑料注塑成型，这类产品多用于一般短暂电焊、气焊的作业场所。头戴式电焊面罩由面罩、观察窗、滤光片和头戴等部分组成。按材料不同，又可分为头戴式钢纸电焊面罩和头戴式全塑电焊面罩。这类产品适用于电焊、气焊操作时间较长的岗位。安全帽式电焊面罩是将电焊面罩与安全帽用螺栓连接在一起，可以灵活地上下翻动，适用于电焊作业，既能防护电焊弧光的伤害，又能防作业环境坠落物体打击头部。

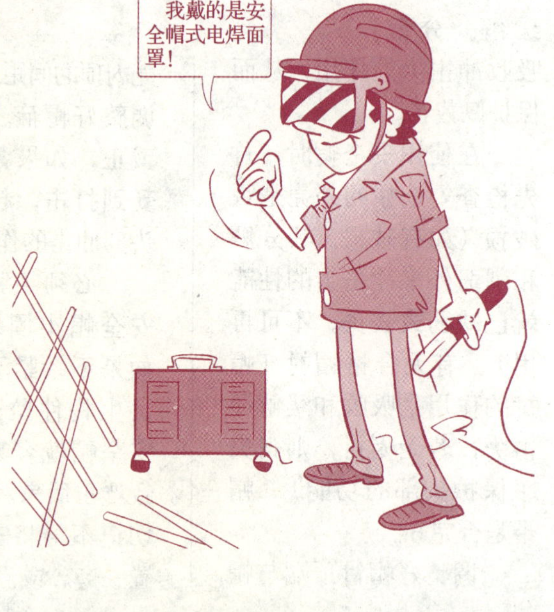

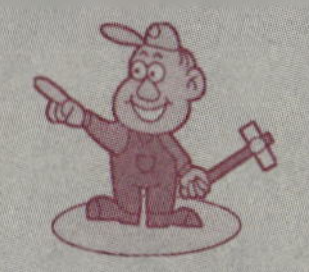

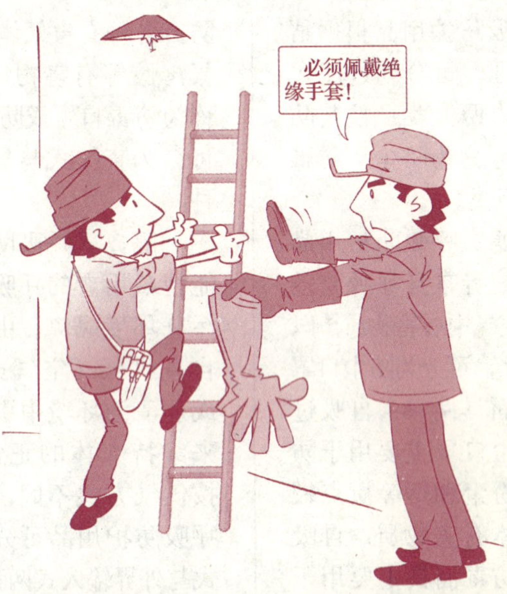

电工作业人员在进行电工作业时，应按规定使用经定期检查或试验合格的电工用个体防护用品，如绝缘靴、绝缘鞋、绝缘手套、验电笔、绝缘棒、安全带、安全帽、绝缘工具等。

绝缘手套是用天然橡胶制成，用绝缘橡胶或乳胶经压片、模压、硫化或浸模成型的五指手套，主要用于电工作业。

绝缘手套除了具有防电击的作用，还应具有防水、耐酸碱、防化、防油的功能，适用于电力、汽车和机械维修、化工、精密安装等行业。制作绝缘手套的每种材料拥有不同的特点，根据与手套接触的危险源的不同种类，具有相应的功能。

绝缘手套按照形状，分为直形手套和手指形手套；按照其绝缘性能即接触的电压不同，可分为A、B、C三类。

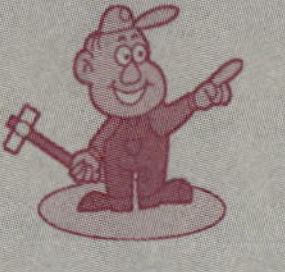

呼吸防护用品根据结构和原理，可分为过滤式和隔离式两大类；按其防护用途可分为防尘、防毒和供氧三类。

过滤式呼吸防护用品是以佩戴者自身呼吸为动力，将空气中有害物质予以过滤净化，可分为防尘口罩和防毒面具两种：自吸过滤式防尘口罩主要用于防御各种粉尘和烟等质点较大的固体有害物质；自吸过滤式防毒面具主要用于防御各种有害气体、蒸气、气溶胶等有害物质，通常称为防毒口罩或防毒面具，可分为直接式与导管式两种。

隔离式呼吸防护用品能使戴用者的呼吸器官与污染环境隔离，由呼吸器自身供气（空气或氧气）或从清洁环境中引入空气来维持人体的正常呼吸。按供气方式不同，隔离式呼吸防护用品可分为自带式与外界输入式两种。

隔离式呼吸器可以将呼吸系统与受污染的环境隔离！

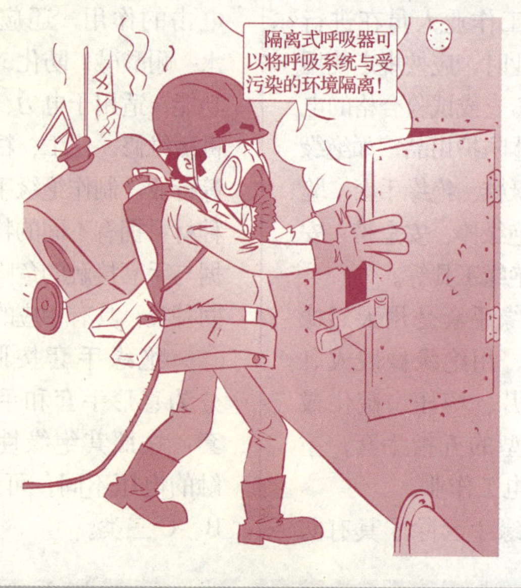

劳动防护用品是职业病预防的重要防线

躯干防护用品，即通常讲的防护服装，包括防护服和防护背甲两类。防护服分一般防护服和特殊防护服，具有特种防护性能的防护服有阻燃防护服、防火服、消防服、避火服、隔热服、消防指挥服、消防训练服、防化服等。防护服以使用目的来区别，可分为如下几类：在处理一些气体、液体、固体等化学药品时穿用，是为了防止化学物质透过衣物侵害身体而使用的化学防护服；防止细菌、病毒等生物学的危险因子用的防生物危害防护服；防止放射性污染物质的防放射性防护服；防止热和高温的耐燃服、避火服；防止来自高压电磁场及高周波电磁波的防静电、导电及高周波电磁波用的防护服；防止链锯、刃物、铳弹等切伤、割伤的普通及特种防护服等。

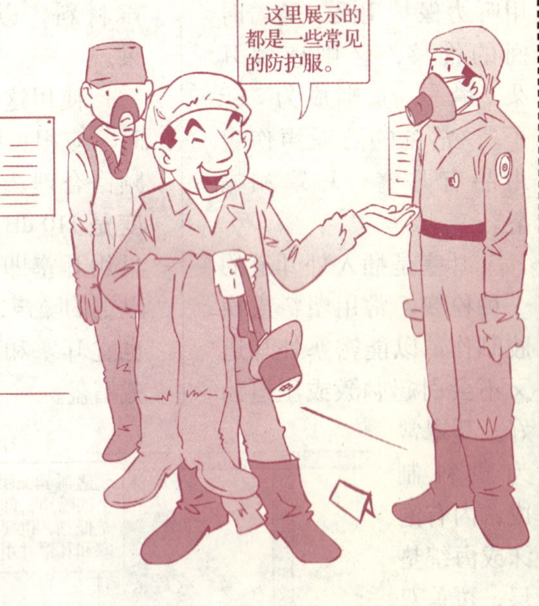

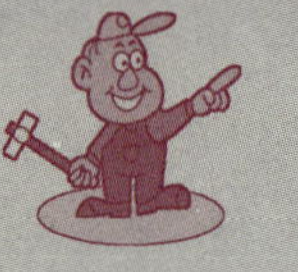

劳动防护用品是职业病预防的重要防线

工人长期在噪声环境下工作，如果不重视使用听力保护用品，随着时间的推移，轻则感到耳朵“背”，重则成为“聋子”。常见的防噪声伤害用品有耳塞、耳罩和帽盔。

耳塞是插入外耳道的一种栓塞，常用塑料或橡胶制作，以能密塞外耳道又不会引起刺激或压迫为好。耳罩常为塑料制成，内有泡沫或海绵垫层，覆盖双耳。耳罩能罩住部分颅骨，有助于减低一部分经骨传到内耳的噪声。帽盔能覆盖大部分头骨，以防止强烈噪声经头骨传导到内耳，帽盔两侧耳部常垫防声材料，以加强防护效果。

使用这些防噪声用品时，应根据噪声的强度和频谱合理选用。对噪声强度是110 dB的中频噪声，只用耳塞即可；对140 dB以上的噪声，即使是低频，也宜耳塞和耳罩并用，或戴帽盔。

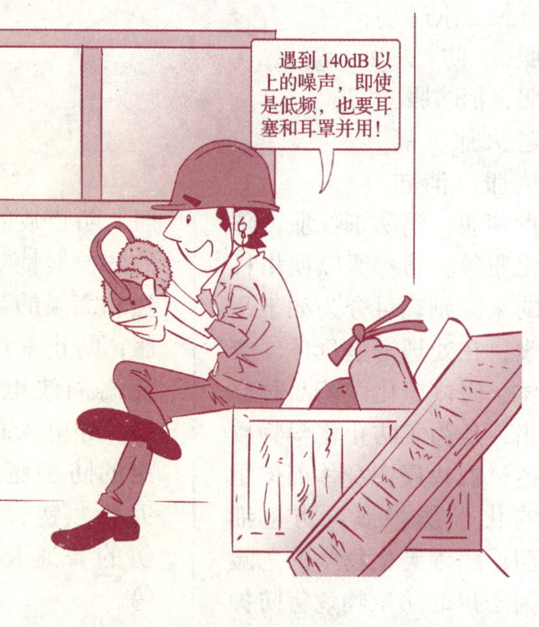

人长时间受超剂量的电离辐射，将引起全身性的疾病，出现头昏、乏力、食欲消退、脱发等神经衰弱症状。受大剂量辐射，不仅当时机体产生病变，而且辐射停止后还会产生远期效应或遗传效应，如诱发癌症、后代小儿痴呆症等。

核防护服也称管道式气衣（加压送风防护服），供维修人员免受 α 放射性气溶胶污染的危害，主要用途有：可以从事包括焊接及热切割在内的热室内维修操作，但不能用于灭火工作场所；适用于化工等有剧毒危险作业的抢修、维修等作业；适用于非典型肺炎和生物战剂等极危险作业。

辐射防护服包括中子辐射防护服、100 keV 以下辐射防护服、射频微波辐射防护服、防 X 射线服、紫外线防护服 5 大类，主要作用是防止人体直接暴露于辐射源之下，避免人体受到辐射伤害。

4. 特种劳动防护用品及其管理

劳动防护用品分为特种劳动防护用品和一般劳动防护用品，国家对特种劳动防护用品实行安全标志管理制度。特种劳动防护用品具体包含以下几类。

（1）头部护具类，如安全帽。

（2）呼吸护具类，如防尘口罩、过滤式防毒面具、自给式空气呼吸器、长管面具。

（3）眼（面）护具类，如焊接眼面防护具、防冲击眼护具。

（4）防护服类，如阻燃防护服、防酸工作服、防静电工作服。

（5）防护鞋类，如保护足趾安全鞋、防静电鞋、导电鞋、防刺穿鞋、胶面防砸安全靴、电绝缘鞋、耐酸碱皮鞋、耐酸碱胶靴、耐酸碱塑料模压靴。

（6）防坠落护具类，如安全带、安全网、密目式安全立网。

千万别小看我们，
我们可是你的最后一
道安全屏障！

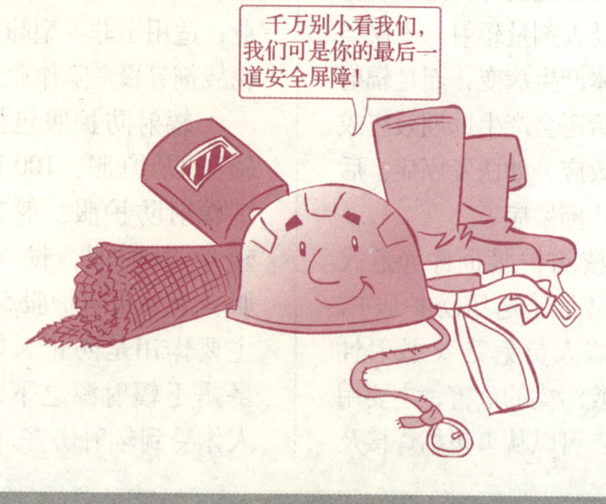

特种劳动防护用品的“三证”和“一标志”是指：生产许可证、产品合格证、安全鉴定证和劳动防护安全标志。

大家注意了，这才是真正的特种劳动防护用品安全标志！
安全防护
LA
××-××-××××××

特种劳动防护用品的安全标志证书，由国家安全生产监督管理总局监制，加盖特种劳动防护用品安全标志管理中心印章。

特种劳动防护用品安全标志由盾牌图形和特种劳动防护用品安全标志的编号组成，不同尺寸的图形用于不同类型的特种劳动防护用品。

特种劳动防护用品安全标志的含义：采用古代盾牌之形状，取“防护”之意；盾牌中间采用字母“LA”表示“劳动安全”之意；“××-××-××××××”是标志的编号；参照《安全色》(GB 2893—2008) 的规定，标志边框、盾牌及“安全防护”为绿色，“LA”及背景为白色，标志编号为黑色。

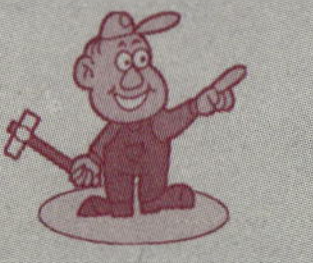

国家对特种劳动防护用品实行安全标志管理，要求生产经营单位必须购买有安全标志的特种劳动防护用品。

一些企业生产的无安全标志的特种劳动防护用品被生产经营单位购买后，因其不具备应有的安全防护性能和质量，造成了严重后果。所以，必须把住特种劳动防护用品的采购管理关。

根据国家法律、法规的规定：生产经营单位不得采购和使用无安全标志的特种劳动防护用品；购买的特种劳动防护用品须经本单位的安全生产技术部门或者管理人员检查验收。此外，对一般劳动防护用品也要加强管理，生产经营单位应当建立健全劳动防护用品的采购、验收、保管、发放、报废等管理制度。

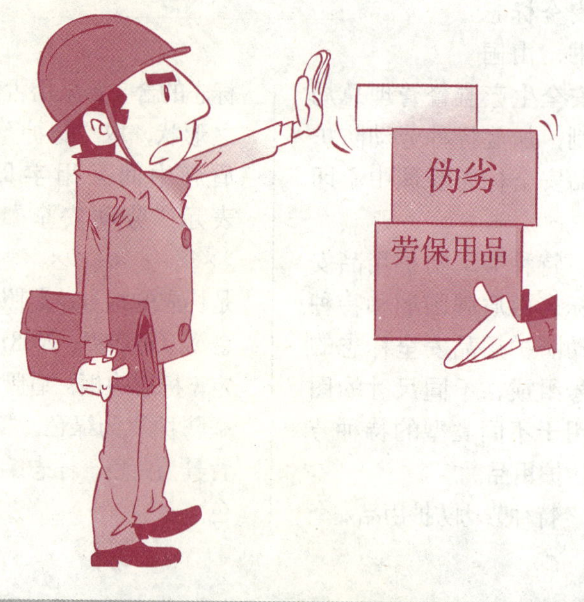

我们现在能做的就是佩戴自救器静坐等待救援。

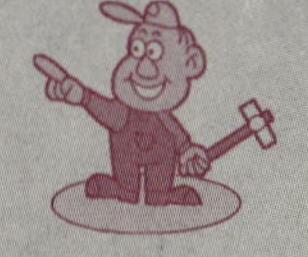

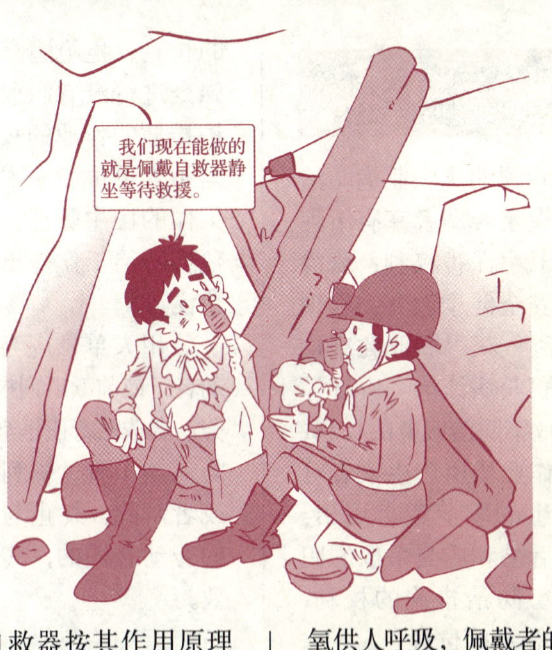

自救器按其作用原理可分为过滤式和隔离式两种。隔离式自救器又分为化学氧和压缩氧自救器两种，我国生产有AZL-40型、AZL-60型、MZ-3型和MZ-4型等过滤式自救器，AZH-40型化学氧自救器，AYG-45型和AYG-60型压缩氧自救器。

我国一般矿山井下多配备化学氧自救器。化学氧自救器是利用生氧气药剂生氧供人呼吸，佩戴者的呼吸气路与外界空气完全隔绝，不受外界条件的限制，适用于井下发生火灾，瓦斯、煤尘爆炸，煤（岩）与瓦斯突出等事故，只要现场人员身体未受到直接伤害而死亡都可以佩戴，安全脱险。在冒顶堵人事故中，只要没有被埋住，都可以佩戴自救器静坐待救，以防止瓦斯渗入使氧含量降低而造成窒息死亡事故。

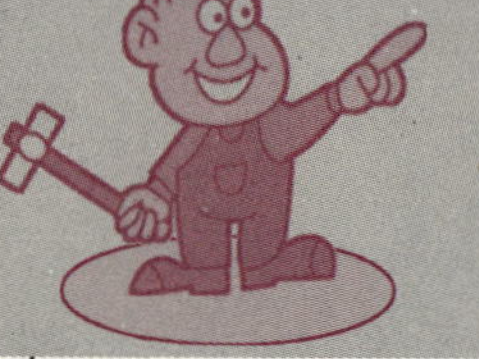

第五部分
依法享有职业病防治的权利和履行职业病防治的义务

1. 法律规定从业人员依法享有的职业病防治权利

我国的《职业病防治法》规定劳动者享有下列职业卫生保护权利：获得职业安全健康教育、培训的权利；获得职业健康检查、职业病诊治、康复等职业危害防治服务的权利；了解作业场所产生或者可能产生的职业危害因素、危害后果和应当采取的职业危害防治措施的权利；要求用人单位提供符合要求的职业危害防护设施和个人使用的职业危害防护用品，改善工作条件的权利；对违反职业危害防治法律、法规、规章和国家标准及行业标准、危及生命健康的行为提出批评、检举和控告的权利；拒绝违章指挥和强令进行没有职业危害防护措施的作业的权利；参与用人单位职业安全健康工作的民主管理，对职业危害防治工作提出意见和建议。

用人单位应当保障劳动者行使前款所列权利，因劳动者依法行使正当权利而降低其工资、福利等待遇或者解除、终止与其订立的劳动合同的，其行为无效。

你不能把工伤医疗的费用从我的奖金里扣!
财务室
药费

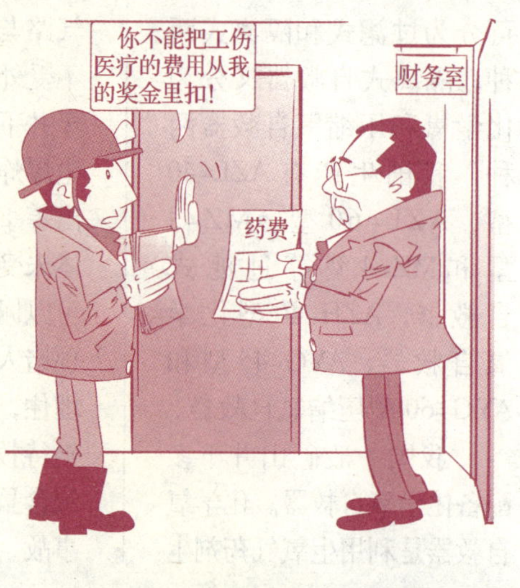

依法享有职业病防治的权利和履行职业病防治的义务

他不敢，这是法律赋予我们的权利！
咱们没有请示就撤离，不会扣钱吧？

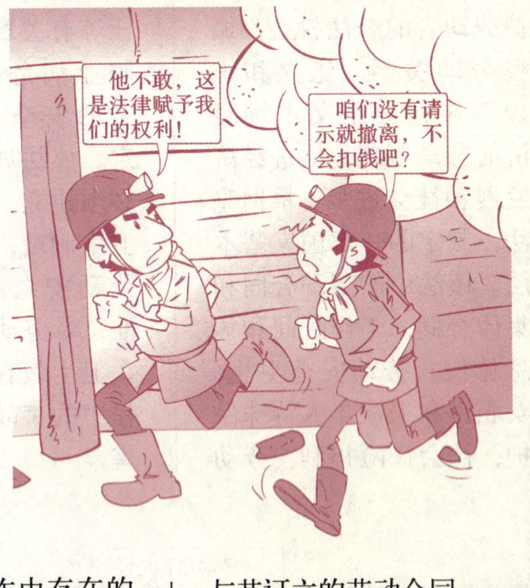

《安全生产法》规定，生产经营单位的从业人员有权了解其作业场所和工作岗位存在的危险因素、防范措施及事故应急措施，有权对本单位的安全生产工作提出建议。从业人员有权对本单位安全生产工作中存在的问题提出批评、检举、控告；有权拒绝违章指挥和强令冒险作业。

从业人员发现直接危及人身安全的紧急情况时，有权停止作业或者在采取可能的应急措施后撤离作业场所。生产经营单位不得因从业人员在上述紧急情况下停止作业或者采取紧急撤离措施而降低其工资、福利等待遇或者解除与其订立的劳动合同。

因生产安全事故受到损害的从业人员，除依法享有工伤社会保险外，依照有关民事法律尚有获得赔偿的权利的，有权向本单位提出赔偿要求。从业人员发现事故隐患或者其他不安全因素，应当立即向现场安全生产管理人员或者本单位负责人报告；接到报告的人员应当及时予以处理。

《劳动法》是为了保护劳动者的合法权益，调整劳动关系，建立和维护适应社会主义市场经济的劳动制度，促进经济发展和社会进步，根据宪法，制定的一部国家基本法。该法中的劳动合同和集体合同、工作时间和休息休假、劳动安全卫生、女职工和未成年人特殊保护、社会保险福利、劳动争议、监督检查、法律责任等有关章节，都对预防职业病危害，保护劳动者的安全与健康做了规定。该法规定，用人单位必须建立、健全劳动安全卫生制度，严格执行国家劳动安全卫生规程和标准，对劳动者进行劳动安全卫生教育，防止劳动过程中的事故，减少职业危害。

《劳动法》是根据《宪法》制定的一部国家基本法。
《劳动法》

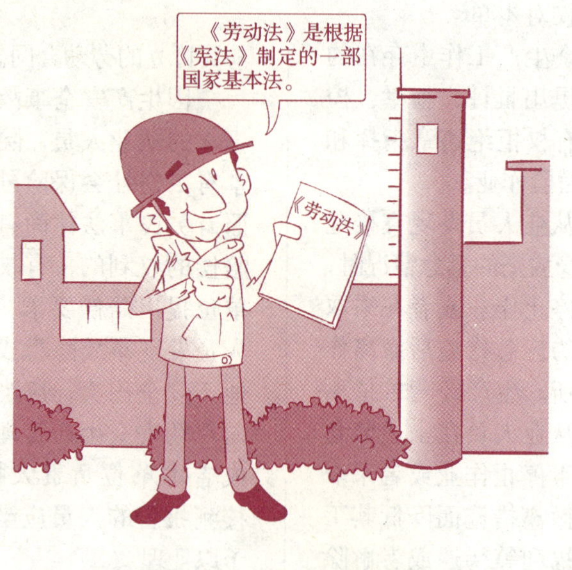

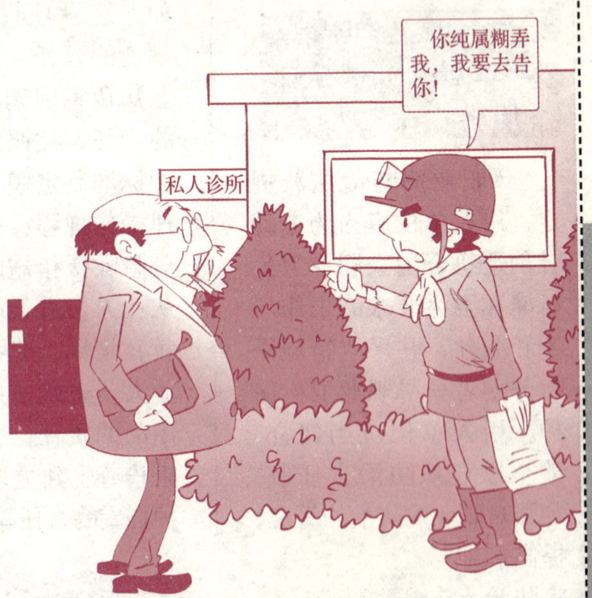

《用人单位职业健康监护监督管理办法》规定，劳动者有权了解所从事的工作对他们的健康可能产生的影响和危害。劳动者或其代表有权参与用人单位建立职业健康监护制度和制定健康监护实施细则的决策过程。劳动者代表和工会组织也应与职业卫生专业人员合作，为预防职业病、促进劳动者健康发挥应有的作用。

劳动者有权参加用人单位安排的职业健康检查，如果该健康检查项目不是国家法律、法规规定的强制性进行的，劳动者可自愿参加。从事接触职业病危害因素作业的劳动者有获得职业健康检查的权利，并有权了解本人健康检查结果。

劳动者有权对用人单位违反职业健康监护有关规定的行为进行投诉，劳动者若不同意职业健康检查的结论，有权根据有关规定投诉。

2. 法律规定生产经营单位必须履行的职业病防治职责

《职业病防治法》规定，用人单位应当为劳动者创造符合国家职业卫生标准和卫生要求的工作环境和条件，并采取措施保障劳动者获得职业卫生保护。用人单位应当建立、健全职业病防治责任制，加强对职业病防治的管理，提高职业病防治水平，对本单位产生的职业病危害承担责任。

该法详细地对用人单位的职业病预防相关工作做出了规定，如：建设项目“三同时”制度的责任；工作场所职业病危害因素检测、申报的责任；按照法律、法规和标准制定职业病预防管理操作规程、制度规章和应急救援措施的责任；对从业人员进行职业病预防教育培训、配备和训练从业人员正确使用劳动防护用品的责任；组织职业健康检查、建立职业健康监护档案的责任等。

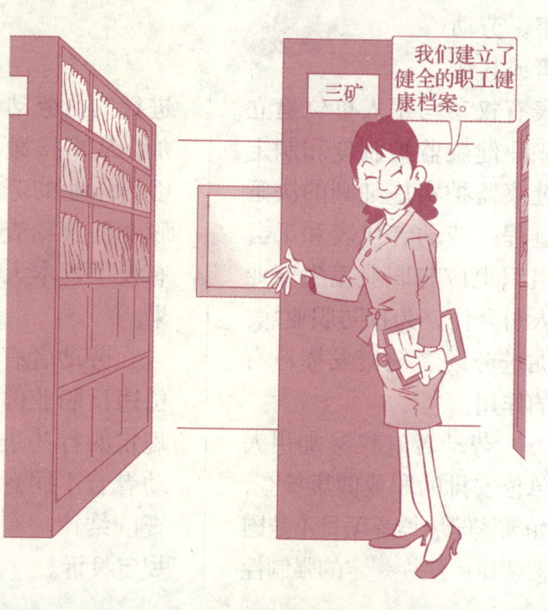

这一天的奖金
不应该扣我的，
我是去体检了！
对，是我搞
混了，不好意
思啊！

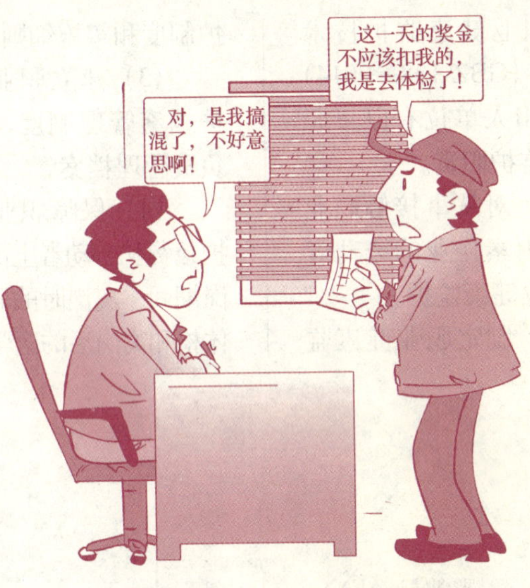

《用人单位职业健康监护监督管理办法》规定，用人单位应当承担职业病防治责任。

对从事接触职业病危害因素作业的劳动者进行职业健康监护是用人单位的职责。用人单位应根据国家有关法律、法规，结合生产劳动中存在的职业病危害因素，建立职业健康监护制度，保证劳动者能够得到与其所接触的职业病危害因素相应的健康监护。

用人单位要建立职业健康监护档案，由专人负责管理，并按照规定的期限妥善保存。用人单位应保证从事职业病危害因素作业的劳动者能按时参加安排的职业健康检查，劳动者接受健康检查的时间应视为正常出勤。

用人单位应安排即将从事接触职业病危害因素作业的劳动者进行上岗前的健康检查，但应保证其就业机会的公平性。

《职业健康监护技术规范》（GBZ 188—2014）规定，用人单位有以下职业健康监护职责。

（1）对从事接触职业病危害因素作业的劳动者进行职业健康监护。

（2）制定职业健康监护制度和实施细则。

（3）建立职业健康监护档案管理制度，有专人负责管理档案。

（4）保障职业健康监护经费和劳动者上岗前、在岗期间、离岗时的职业健康体检和离岗后的医学观察。

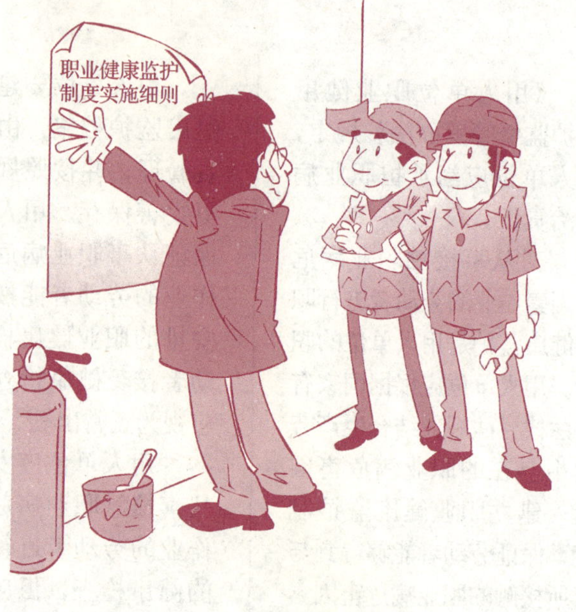

依法享有职业病防治的权利和履行职业病防治的义务

热烈庆祝××工程胜利竣工
竣工快30天了，我们快去进行作业场所职业病危害项目的申报吧！

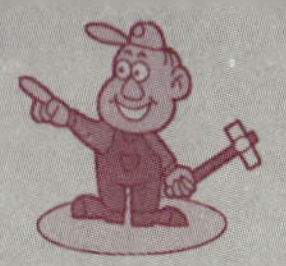

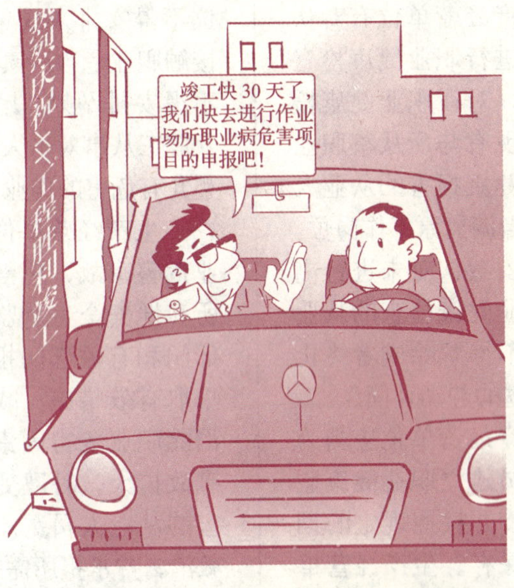

《作业场所职业危害申报管理办法》规定，生产经营单位负有职业病危害因素申报的职责：作业场所职业危害每年申报一次。生产经营单位下列事项发生重大变化的，应当按照相关规定向原申报机关申报变更：进行新建、改建、扩建、技术改造或者技术引进的，在建设项目竣工验收之日起30日内进行申报；因技术、工艺或者材料发生变化导致原申报的职业危害因素及其相关内容发生重大变化的，在技术、工艺或者材料变化之日起15日内进行申报变更；生产经营单位名称、法定代表人或者主要负责人发生变化的，在发生变化之日起15日内进行申报。生产经营单位终止生产经营活动的，应当在生产经营活动终止之日起15日内向原申报机关报告并办理相关手续。

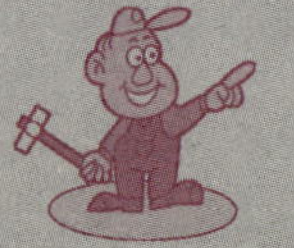

生产经营单位有对从业人员进行职业健康检查的职责，对在职业健康检查中发现有与所从事职业相关的健康损害的从业人员，应当调离原工作岗位，并妥善安置，对未进行离岗前职业健康检查的从业人员，不得解除或者终止与其订立的劳动合同。

生产经营单位应当为从业人员建立职业健康监护档案，并按照规定的期限妥善保存。生产经营单位不得安排未成年工从事接触职业危害因素的作业，不得安排孕期、哺乳期的女职工从事对本人和胎儿、婴儿有危害的作业。

生产经营单位发生职业危害事故，应当及时向所在地安全生产监督管理部门和有关部门报告，并采取有效措施，减少或者消除职业危害因素，防止事故扩大。对遭受职业危害的从业人员，及时组织救治，并承担所需费用。

小赵啊，为了避免长期接触粉尘，我们实行轮岗制如何？
太好了，这样就可以最大限度地预防职业病了！

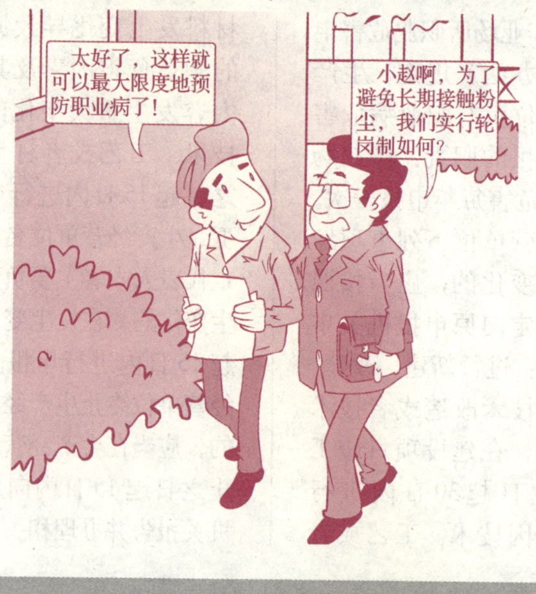

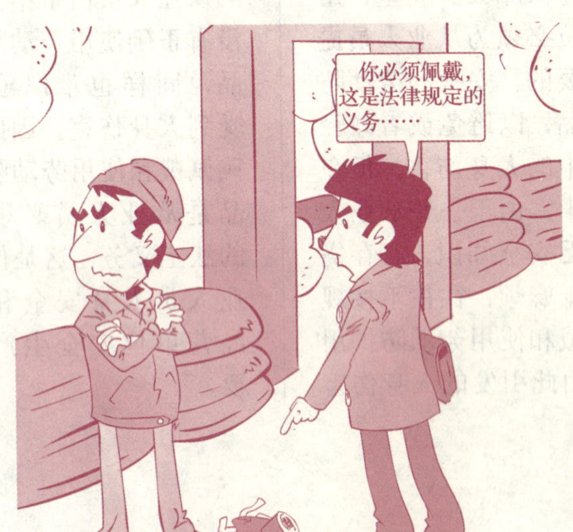

3. 从业人员也要承担职业病防治的应尽义务

从业人员按照法律、法规的规定享受职业病预防的权利，但是，同时也应当承担起职业病防治工作的相关义务。从业人员的职业健康义务包括：应当学习和掌握相关的职业安全健康知识，遵守职业危害防治法律、法规、规章和操作规程，正确使用、维护职业危害防护设备和个体防护用品，发现职业危害事故隐患应当及时报告。

从业人员在劳动生产过程中应履行按规定佩戴和使用劳动防护用品的义务。

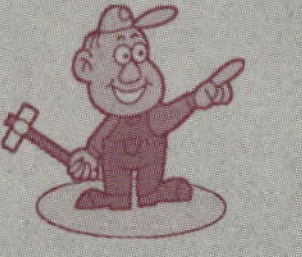

依法享有职业病防治的权利和履行职业病防治的义务

按照法律、法规的规定，为保障人身安全，用人单位必须为从业人员提供必要的、安全的劳动防护用品，以避免或者减轻作业中的人身伤害。但在实践中，由于一些从业人员缺乏安全知识，心存侥幸或嫌麻烦，往往不按规定佩戴和使用劳动防护用品，由此引发的人身伤害事故时有发生。另外，有的从业人员由于不会或者没有正确使用劳动防护用品，同样也难以避免地受到人身伤害。因此，正确佩戴和使用劳动防护用品是从业人员必须履行的法定义务，这是保障从业人员人身安全和生产经营单位安全生产的需要。

法律、法规
只要我们严格按照法律、法规去办，安全是有保障的！

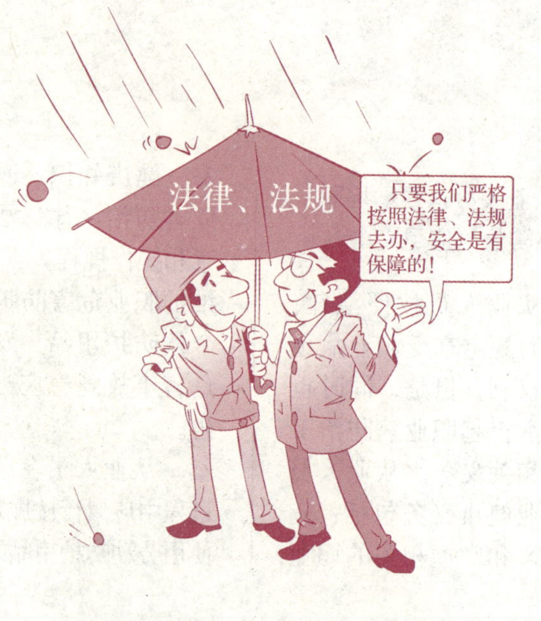